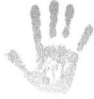

TESTIMONIAL

Ayah saya telah berjuang melawan skoliosis selama hampir 25 tahun saat ini. Rasa sakitnya bertambah semakin mengerikan, hingga pada akhirnya dia mulai mempertimbangkan untuk melakukan operasi sebagai pilihan terakhirnya. Mengetahui jumlah resiko yang akan terjadi dengan semua jenis operasi. Saya mulai melakukan banyak penelitian tentang skoliosis. Saat itulah kemudian saya menemukan buku Dr. Kevin Lau ini. Sudah enam bulan sejak seluruh keluarga saya memulai diet ini. Hari ini saya dengan bangga memberitahukan bahwa tulang belakang ayah saya sudah menjadi lebih baik. Selain itu, bahkan kami semua telah banyak mengalami penurunan berat badan dan dalam kondisi sehat terbaik yang pernah ada!

– Jenny

Ketika saya berusia lima tahun, ibu saya menyadari bahwa saya berjalan dengan aneh dan kemudian membawa saya ke pediatri. Setelah berkonsultasi dengan dokter lain, dokter tersebut menegaskan bahwa saya mengalami skoliosis. Saya dipasangkan alat penguat dan untuk sementara waktu tulang belakang saya tampak lurus. Namun akan melengkung kambali setelah beberapa waktu. Ibu saya dan saya sudah mencoba semuanya, tetapi tidak berhasil. Seorang teman memberitahunya tentang program skoliosis yang menakjubkan oleh Dr. Lau ini untuk membetulkan skoliosis dan tak lama kemudian ibu saya membeli buku ini. Saya sedikit skeptik hingga kemudian saya berpikir, "Apa ruginya jika saya mencoba?"

Bulan kemarin dokter saya memberitahukan bahwa tulang belakang saya telah menjadi lebih baik dan bisa dikatakan kalau sekarang saya sudah mempunyai abs dan saya tidak akan pernah kembali seperti dulu lagi!

– Sam, orang yang berhasil sembuh

Buku ini memberikan banyak wawasan tentang tiga tipe metabolisme yang berbeda dan makanan yang disesuaikan untuk setiap tipenya. Sudahkah saya menyebutkan bahwa resepnya benar-benar lezat? Yah, bersiap-siaplah untuk melakukan perjalanan kuliner terbaik di dalam hidup anda!

– Sammy, pecinta makanan

Pernah membeli buku masak yang memiliki daftar belanja dan yang memberitahukan anda bagaimana cara menjaga rempah-rempah dan juga manfaatnya? Ini adalah buku masak yang benar-benar dicari!

– Zain, terobsesi!

BUKU MASAKAN
UNTUK
PENYEMBUHAN
SKOLIOSIS ANDA

DAPATKAN TULANG BELAKANG YANG LEBIH SEHAT
DENGAN MENGKONSUMSI MAKANAN YANG TEPAT!

OLEH

DR. KEVIN LAU

Dr Kevin Lau
302 Orchard Road #06-03,
Tong Building (Rolex Centre),
Singapore 238862.

Untuk informasi lebih lanjut tentang pendampingan
DVD Pelatihan, Buku Audio dan Aplikasi ScolioTrack untuk iPhone silahkan
kunjungi:

www.HIYH.info
www.ScolioTrack.com

Dicetak di Amerika Serikat

ISBN: 9789810925345

DISKLAIMER

Informasi dan materi yang ditemukan di dalam buku ini semata-mata adalah untuk tujuan pendidikan saja dan sama sekali tidak dimaksudkan digunakan untuk diagnosis, pengobatan, atau pencegahan dari kondisi apapun; ini tidak dimaksudkan untuk menggantikan pengobatan medis profesional dan evaluasi yang diperlukan. Konsekuensi dari penggunaan bahan apapun yang terkandung dalam buku ini dan materi yang terkait benar-benar bertumpu pada individu; penulis, editor dan penerbit materi-materi tersebut tidak bertanggung jawab atas cedera, kerugian, atau kerusakan yang terkait dengan program ini. Gunakan dengan resiko anda sendiri dan di bawah pertimbangan anda sendiri. Setiap individu dengan kondisi yang sudah ada sebelumnya atau masalah kesehatan yang sudah dikenal memprihatinkan sangat disarankan untuk menghubungi profesional, bantuan medis dalam mendiagnosis, mengevaluasi, dan mengobati kondisi-kondisi tersebut. Penggunaan program ini harus bersamaan dengan perawatan yang ditentukan dan harus disetujui oleh dokter atau penyedia perawatan kesehatan anda sebelum memulai.

DAFTAR ISI

Daging Unggas

Makanan Laut

Makanan Ringan

Ucapan Terimakasih

Saya sangat berterimakasih atas bantuan yang diberikan oleh editor, disainer sampul dan disainer layout saya dalam penerbitan buku masak skoliosis yang menakjubkan ini. Dengan keutamaan sebagai seorang Kiropraktoryang melakukan praktek, saya telah menjumpai puluhan pasien yang benar-benar telah berusaha untuk memiliki kehidupan bermakna dengan skoliosis. Yah, alam memiliki suatu cara yang baru dalam menawarkan langkah-langkah perbaikan terhadap peyakit yang terburuk tersebut. Nutrisi dan diet memiliki kekuatan yang bisa dibayangkan untuk menyembuhkan gejala-gejala skoliosis dan memberikan pertolongan.

Saya mendedikasikan Buku Masak ini kepada semua orang, kepada mereka manusia luar biasa yang menunjukkan kekuatan menakjubkan dalam menghadapi skoliosis. Saya sangat berharap bahwa isi dari buku ini akan dapat membantu dalam mengurangi rasa nyeri dan ketidaknyamanan mereka sampai batas yang maksimum.

Salam Hangat,

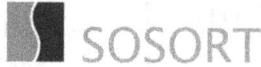

Dr. Kevin Lau adalah lulusan Dokter Kiropraktik dari RMIT University di Melbourne Australia dan Magister Gizi Holistik dari Clayton College of Natural Health di Amerika. Dia adalah seorang anggota dari "Masyarakat Internasional untuk Ortopedik Skoliosis dan Terapi Rehabilitasi" (SOSORT), pelopor internasional dalam hal pengobatan konservatif terhadap kelainan bentuk tulang belakang.

Pendahuluan

Sebagai seorang Kiropraktor, ahli gizi, penulis dan pengembang aplikasi, saya selalu sibuk menjalalani hidup saya dengan penuh rasa antusiasme! Bagaimana saya masih bisa merasa begitu energik...- hal yang perlu untuk direnungkan!

Bagaimana bisa saya menjaga tubuh dan pikiran saya dalam kondisi prima sepanjang tahun? Membutuhkan beberapa waktu bagi saya untuk belajar bagaimana menjaga tubuh saya dengan cara yang terbaik. Seperti yang telah saya beritahukan kepada anda di dalam buku saya sebelumnya, saya pernah bekerja sebagai seorang pelayan makanan cepat saji di tahun-tahun pertama saya. Dikelilingi oleh *junk food*, saya berkutit dengan *burger*, *milk shake* dan bergalon-galon soda sepanjang hari.

Meskipun saya telah mempertahankan bentuk tubuh tetap langsing namun sebenarnya tubuh saya dalam keadaan yang sangat berantakan. Saya mempunyai jerawat yang meletus dan saya selalu merasa lelah, seperti kehabisan baterai. Saya tidak mempunyai energi untuk melakukan kegiatan apapun.

Namun, saya segera mempelajari bahwa apa yang rasakan merupakan akibat dari apa yang telah saya konsumsikan pada tubuh saya. Kemudian saya sadar bahwa saya harus melakukan perubahan 360 derajat sepenuhnya pada diet saya.

Hari ini, saya dalam keadaan terbaik dalam hidup saya dan tentang energi, kelinci *energizer*-pun bukanlah tandingan saya!

Diet Paleo merupakan sebuah rencana gizi modern yang meniru diet nenek moyang manusia gua kita yang memiliki tubuh tersehat dan benar-benar bebas dari penyakit. Saya mengadopsinya untuk menyesuaikan tipe metabolik saya yang unik dan untuk meneruskan kejayaannya. Ini hanya merupakan kesenangan semata untuk mempelajari rahasia masakan nenek moyang kita, yang diperkuat oleh insting mereka untuk menemukan makanan. Seseorang yang hanya mengagumi kecerdasan genetik mereka untuk menyerap nutrisi dan menyusunnya dalam diet mereka.

Resep diet Paleo akan menyentuh lidah anda di semua tempat yang tepat.

Koki yang hebat akan selalu menuangkan banyak perasaan ke dalam masakan mereka. Jadi, apakah yang akan saya bagikan dengan anda melaluhi buku masak ini?

Terdapat 115 resep yang menarik di dalam buku ini. Setiap resep telah dilengkapi dengan tiga formula untuk tiga tipe metabolik individu yang berbeda.

Jadi, resep-resep yang ada di dalam buku ini telah disesuaikan dengan tipe metabolik anda dan pada akhirnya juga akan menawarkan makanan penyembuhan berdasarkan gen dan deformitas anda.

Saya memiliki banyak pasien skoliosis, seperti anda dan hanya terdapat satu hal yang harus selalu anda ingat. Skoliosis bukanlah hukuman seumur hidup! Jika anda mengikuti diet ini dan juga mencoba untuk mempraktikkan metode holistik yang telah saya bagikan di dalam buku saya yang lainnya seperti latihan-latihan dan perangkat medis yang direkomendasikan, anda akan melihat peningkatan besar dalam keselarasan tulang punggung anda.

Melakukan diet Paleo berarti mengucapkan selamat tinggal kepada semua 'makanan yang buruk' seperti gula, makanan olahan, biji-bijian. Juga berarti menyambut kelompok makanan yang lebih sehat seperti ikan, unggas, daging, buah-buahan, kacang-kacangan dan sayuran. Ini merupakan makanan-makanan yang berbasis alkalin yang akan meminimalkan penipisan kalsium, memastikan kesehatan tulang yang baik dan mencegah hilangnya masa otot. Resep-resep yang ada di dalam buku masak ini diisi dengan makanan-makanan yang berbasis alkali. Misalnya, beberapa resep menggunakan sayuran yang difrementasikan dan probiotik, yang baik untuk meningkatkan imunitas anda, meningkatkan energi anda dan meningkatkan jumlah bakteri baik yang menambah mikro flora di dalam saluran usus kita.

Saya yakin anda sudah familiar dengan pepatah 'Tidak Ada Sakit, Tidak Ada Perbaikan'. Nah, ketika anda mengadopsi resep ini, anda harus meninggalkan beberapa dari apa yang disebut sebagai 'makanan favorit' anda. Namun, saya menjamin bahwa anda akan menahan untuk mendapatkan sesuatu yang jauh lebih baik, seperti tubuh dan pikiran yang sehat, sepanjang tahun, seperti yang saya lakukan.

Kebijaksanaan memasak, sebagai bagian dari buku masak ini, akan membantu anda mencegah hilangnya nutrisi penting ketika memasak. Yang akan membangkitkan koki master yang ada di dalam diri anda dan merefleksikan keterampilan kuliner anda sampai yang terbaik. Setelah semuanya itu, anda tidak akan pernah tahu, anda mungkin akan menurunkan kearifan pengetahuan tersebut dari generasi ke generasi, seperti pusaka dan sejarah keluarga anda...

Resep-resep di dalam buku ini akan membantu anda merencanakan untuk menyiapkan makanan-makanan yang bergizi dan menggoda selera, yang akan menyempurnakan jiwa, raga dan gaya hidup anda sepenuhnya. Terlebih lagi, resep-resep tersebut adalah cepat, dan mudah untuk disiapkan serta sesuai untuk hari-hari anda yang sibuk!

Apakah saya diundang untuk makan malam?

BAGIAN 1 *Paleo Typing*

BAB 1

Apakah Paleo Typing itu?

Sederhananya, *Paleo Typing* merupakan suatu kombinasi sehat dari diet Paleo yang asli dan diet tipe metabolik.

Diet Paleo menirukan kebiasaan diet nenek moyang manusia gua kita terutamanya meliputi tanaman dan binatang liar. Hal ini menjelaskan bagaimana leluhur kita sangat memahami kapasitas utama tubuh mereka untuk mengatur dan menyembuhkan dirinya sendiri. Mereka hanya mengkonsumsi tipe makanan yang ditujukan bagi mereka untuk dimakan dan tubuh-tubuh mereka yang sudah beradaptasi terhadapnya. Akibatnya, tubuh mereka hanya menggunakan sedikit energi dalam mencerna dan menyerapnya sementara menggunakan efek penyembuhan diri yang maksimal dan mendapatkan kesehatan yang optimal.

Aspek kedua dari diet tersebut adalah mencari makanan tepat yang sesuai dengan tipe metabolik. Setiap orang memiliki metabolisme yang unik dan berbeda. Tipe metabolic mendefinisikan cara fungsi tubuh anda dengan pesawat internal dan cara sistem anda dalam memproses makanan dan menyerap nutrisi. Kami mengetahui bahwa nutrisi yang tepat untuk satu orang mungkin dapat menjadi tidak tepat bagi orang yang kedua, dan merugikan bagi orang yang ketiga.

Oleh karena itu, ketika anda menerapkan diet Paleo tersebut, yang sudah ditentukan untuk tipe metabolik anda, anda akan menemukan diet optimal anda yang saya sebut sebagai "Paleo Typing".

Sebagai seorang kiropraktik dan ahli gizi, saya memahami dengan benar penderitaan dan ketidaknyamanan anda, baik secara fisik maupun spikologis. Selama bertahun-tahun, saya telah mencoba untuk menyederhanakan gizi dan penyembuhannya akan tetapi pada akhirnya, kesehatan tidak bisa sama bagi semua orang. Pada intinya, para pasien dan pembaca harus belajar untuk menjadi selaras dengan cara tubuh mereka dalam merespon makanan dan tipe metabolic akan membantu anda untuk melakukannya. Oleh karena itu, saya telah melakukan peneltian terhadap metode holistik yang tidak invansif itu untuk membantu memperbaiki lengkungan tulang punggung anda. Ini adalah alasan utama mengapa saya menulis buku masak ini... untuk memperkenalkan diet *Paleo Typing* kepada anda.

TES TIPE METABOLIK SENDIRI

Pendahuluan

Di dalam buku 'Program Pencegahan dan Penyembuhan Skoliosis untuk Anda', tes MT adalah sangat mendasar. Di sini saya telah menyertakan tes yang lebih komprehensif yang pertama kali terlihat di dalam buku "Tipe metabolic" oleh Bill Wolcott.

Masing-masing dari kita adalah berbeda dan itulah yang membuat setiap individu menjadi unik. Kita mengetahui bagaimana semua dari kita adalah berbeda secara fisik, emosional dan spiritual. Oleh karena itu, apa yang mungkin tidak kita sadari adalah bahwa kita juga berbeda dalam cara kita memproses makanan dan fungsi di dalam tubuh. Itulah alasan yang tepat mengapa kita juga harus mengkonsumsi makanan yang berbeda.

Menariknya, tipe metabolic tidak ada pengkritikan baru terhadap pernyataan terkenal dari orang Yunani dan Romawi kuno bahwa, "makanan satu orang merupakan racun bagi orang lainnya."

Ambilah contoh sebuah mobil. Bisakah anda mengisi bahan bakar mobil anda dengan bahan bakar diesel jika mobil tersebut telah dirancang untuk dapat berjalan menggunakan bensin? Hal yang sama juga berlaku untuk tubuh anda. Makanan yang masuk ke dalam mulut anda bisa juga membuat tubuh anda berjalan secara efisien seperti mobil anda, sehingga memenuhi semua persyaratan genetik anda. Atau, dapat menjadi malapetaka yang akan merusak tubuh anda, sehingga anda menjadi sakit, lelah dan kurang sehat.

Ini merupakan dasar untuk tipe metabolic, memastikan bahwa anda mengkonsumsi apa yang anda butuhkan dan bukan yang orang lain butuhkan.

William Wilcott, bersama dengan beberapa peneliti nutrisi modern lainnya setuju bahwa terdapat tiga tipe metabolik: tipe protein, karbohidrat, dan campuran. Marilah kita berbicara singkat tentang bagaimana mereka menjelaskan masing-masing darinya.

Orang-orang yang berada pada kategori tipe protein, harus berkonsentrasi pada kepadatan yang tinggi, protein "purin" yang tinggi yang ditemukan di dalam daging gelap seperti paha ayam, domba, sapi, salmon dan organ. Mereka harus membatasi asupan glikemik tinggi makanan berkabrohidrat seperti gula, kentang dan biji-bijian yang diolah.

Mereka justru harus fokus pada biji-bijian utuh, sayuran rendah glisemik seperti asparagus, kacang hijau segar, kembang kol, bayam, seledri, dan jamur. Jumlah buah yang harus mereka konsumsi juga harus dibatasi karena tipe protein cenderung menimbulkan permasalahan gula darah. Jadi mereka harus memakan; alpukat, kelapa, zaitun hijau, apel hijau, dan pir.

Tipe protein harus sering ngemil dan menghindari alkhohol dalam bentuk apapun.

Di sisi lain, tipe karbohidrat harus fokus pada protein rendah (purin rendah), sumber-sumber rendah lemak seperti ayam, ikan dan sayuran. Tipe karbo juga sangat tidak bermasalah terhadap pati/zat tepung. Walaupun tubuh mereka dapat mentolerir makanan pati tinggi seperti biji-bijian dan kacang-kacangan, mereka tetap harus mengkonsumsi makanan-makanan tersebut dalam jumlah yang tidak berlebihan.

Semua buah-buahan adalah baik untuk tipe karbo terutama berry dan buah-buahan citrus.

Tipe campuran dapat mengkombinasikan makanan tipe protein dan tipe karbohidrat dengan proporsi yang sama.

Setelah anda seimbang secara metabolik, secara alami anda akan memiliki lebih banyak energi dari yang mungkin pernah anda pikirkan.

Lanjutkan dan lakukan tes tipe metabolic dan mulai berikan bahan bakar pada tubuh anda dengan makanan yang tepat agar dapat bekerja secara optimal.

Juga bacalah buku saya, "Program Pencegahan dan Penyembuhan Skoliosis untuk Anda" untuk wawasan yang lebih banyak tentang tipe metabolik.

Petunjuk

Untuk setiap pertanyaan berikut ini, silahkan beri lingkaran pada salah satu jawaban (A, B, C) yang terbaik untuk anda.

Apabila untuk pertanyaan apapun yang diberikan dan anda yakin bahwa tidak ada jawaban yang sesuai dengan anda, biarkan saja pertanyaan tersebut tanpa jawaban.

Namun, dalam beberapa kasus, anda mungkin akan menemukan bahwa tidak jawaban yang dapat menjelaskan diri anda dengan tepat. Dalam hal ini, jangan kawatir tentang fakta bahwa jawaban yang diberikan mungkin tidak menggambarkan anda dengan ketelitian yang mutlak. Hanya pilih jawaban yang menggambarkan kecenderungan umum anda yang paling baik.

Ingatkah, kita sedang mencari pola metabolik atau kecenderungan umum anda. Anda tidak perlu terpaku pada rincian yang tepat atau kata-kata spesifik dari setiap pertanyaan atau jawaban.

Silahkan menjawab semua pertanyaan tentang bagaimana keadaan anda sekarang, bukan bagaimana keadaan anda di masa lalu, seberapa sehat yang anda inginkan atau seberapa sehat seharusnya yang anda inginkan. Cobalah untuk menjadi sebijaksana dan sejujur mungkin yang anda bisa. Bagaimanapun juga, ingatlah bahwa tidak ada jawaban yang benar ataupun salah!

Anda mungkin akan terkejut menyadari bahwa anda benar-benar tidak tahu jawaban dari beberapa pertanyaan berikut. Sebagai contohnya, anda mungkin tidak tahu begitu saja bagaimana anda akan bereaksi terhadap suatu tipe makanan tertentu atau kombinasi dari makanan-makanan tertentu. Jika ini adalah permasalahannya, apa yang harus anda lakukan hanyalah menyimpan tes tersebut untuk sementara waktu hingga anda dapat menguji reaksi anda terhadap makanan-makanan dalam pertanyaan tersebut. Meskipun demikian anda tidak harus berjuang dengan pertanyaan atau aspek apapun dari tes ini, akurasi adalah penting. Oleh karena itu, adalah terbaik untuk bersantai dan tidak terburu-buru menyelesaikannya.

Catatan bahwa anda dapat selalu melakukan tes lagi kapanpun di masa yang akan datang untuk membandingkan hasil-hasil anda saat ini. Ini adalah sesuatu yang anda akan lakukan secara berkala, untuk mengetahui apakah kimia tubuh anda telah berubah. Sesungguhnya, ini benar-benar normal dan diharapkan.

1. Marah dan sifat mudah tersinggung

Terkadang kita semua menjadi marah "untuk alasan yang baik". Namun bagi sebagian orang, perasaaan marah atau sifat mudah tersinggung sering terjadi atau bahkan setiap hari, dan khususnya dipengaruhi oleh apa yang atau tidak dimakan. Lewati pertanyaan ini jika anda tidak mengalami kemarahan atau sifat mudah tersinggung yang dipengaruhi oleh makanan.

A. Ketika saya merasa marah, memakan daging atau makanan berlemak rasanya akan membuat semakin parah.

B. Terkadang makan akan mengurangi kemarahan saya dan ini bukanlah masalah makanan apa yang saya makan.

C. Saya sering merasa bahwa perasaan marah atau mudah tersinggung telah mereda setelah saya makan sesuatu yang berat dan berlemak seperti daging.

2. Kecemasan

Beberapa orang memiliki kecenderungan untuk cemas, khawatir atau gelisah. Dalam banyak kasus perasaan tersebut akan meningkat atau berkurang karena tipe makanan yang dimakan. Jangan menjawab pertanyaan ini jika anda tidak mengalami kecemasan yang dipengaruhi oleh sekelompok makanan.

Ketika saya merasa cemas:

A. Buah atau sayuran akan menenangkan saya.

B. Makan hampir apapun yang dapat membantu mngurangi kecemasan saya.

C. Makanan berat, berlemak akan memperbaiki perasaan dan mengurangi perasaan cemas saya.

Penghitungan Halaman

A = _____   B =_____   C =_____

3.Sarapan Ideal

Beberapa orang mangatakan bahwa sarapan adalah makanan yang paling penting sepanjang hari. Tapi ini sesungguhnya tidak benar dari perspektif metabolik. Sebenarnya, setiap kali anda memakan apapun, apa yang anda makan sangatlah penting karena kemampuan anda untuk memanfaatkannya tergantung pada tipe bahan bakar yang anda berikan untuk "mesin metabolisme" anda. Jenis sarapan apa yang akan memberikan energi terbesar, perasaan sehat, kinerja maksimum, dan menghilangkan rasa lapar anda yang paling lama?

A. Baik dengan tidak sarapan atau memakan sesuatu yang ringan seperti buah, dan/atau roti panggang atau sereal; dan/atau susu atau yogurt

B. Telur, roti panggang, buah

C. Sesuatu yang berat seperti telur, bacon, atau sosis, kentang goreng, roti panggang; atau steak dan telur

---

Penghitungan Halaman

A = _____   B = _____   C = _____

---

4. Preferensi Makanan

Berpura-puralah bahwa sekarang adalah hari ulang tahun anda dan semua aturan dan pantangan untuk diet dan (seharusnya) kesehatan yang baik terlempar ke luar jendela. Anda siap untuk melonggarkannya dan memanjakan diri anda dengan makanan favorit anda dan bersenang-senang. Jika anda pergi ke prasmanan makan malam mewah malam ini, tipe makanan apakah yang akan anda pilih?

A. Saya akan memilih makanan yang ringan seperti ayam, ayam turki, ikan ringan, salad, sayuran, dan saya akan mencoba berbagai makanan penutup.

B. Saya akan memilih kombinasi makanan dari jawaban A dan C.

C. Saya akan memilih makanan yang berat dan berlemak; daging sapi panggang, Stroganoff daging sapi, daging babi, iga, salmon, kentang, saus, beberapa sayuran, atau mungkin sedikit salad dengan saus vinaigrette atau saus keju biru; kue keju atau tanpa makanan penutup.

Penghitungan Halaman

A = _____   B = _____   C = _____

5. Cuaca

Cuaca, suhu, lingkungan – semua dapat membuat perbedaan besar terhadap perasaan seseorang akan kesehatan, tingkat energi, produktifitas, dan suasana hati. Beberapa berkembang baik dalam panas, sementara yang lain layu. Beberapa menjadi hidup ketika dingin, sementara yang lainnya mundur dan "hibernasi". Bagi orang lain, suhu dan iklim tampaknya tidak akan membuat banyak perbedaan. Silahkan pilih jawaban terbaik yang menggambarkan bagaimana suhu memberikan dampak kepada anda dan kemampuan anda untuk berkinerja.

A. Saya bekerja terbaik dalam cuaca hangat atau panas. Tidak dapat bekerja dalam cuaca dingin.

B. Suhu sangat tidak bermasalah. Saya bekerja dengan cukup baik baik dalam cuaca dingin maupun panas.

C. Saya bekerja terbaik dalam suhu dingin atau sangat dingin. Tidak dapat bekerja dalam cuaca panas.

6. Tekanan Dada

Beberapa tipe metabolisme umumnya mengalami "tekanan dada", suatu sensasi distrik tekanan di wilayah dada. Ini sering kali membuat orang merasa seolah-olah berat di atas dada mereka, dan memberikan sensasi terangah-engah.

C. Saya mempunyai kecenderungan mendapatkan atau mempunyai masalah dengan tekanan dada.

Tidak ada pilihan A dan B yang terdaftar

Penghitungan Halaman

A = _____   B = _____   C = _____

7. Kopi

Kopi, ketika tumbuh secara organik, dipersiapkan dengan layak dan tidak disalahgunakan, merupakan minuman yang dapat diterma untuk beberapa tipe metabolisme. Tentu saja, segala sesuatu yang berlebihan dapat berdampak buruk bagi anda, bahkan air sekalipun. Meskipun demikian, kopi mempengaruhi orang yang berbeda degan cara yang berbeda. Silahkan tunjukkan bagaimana kopi akan mempengaruhi anda pada hari biasa..

A. Saya bekerja baik dengan kopi (selama saya tidak minum terlalu banyak).

B. Saya dapat meminumnya ataupun meninggalkannya.

C. Saya tidak bekerja baik dengan kopi. Ini membuat saya gelisah, bingung, gugup, hiper, mual, gemetar atau lapar.

8. Nafsu Sarapan Pagi

Nafsu bervariasi secara dramatis dari orang ke orang, dari kelaparan, hingga normal, hingga sangat sedikit. Tentu saja, nafsu anda dapat bervariasi dari hari ke hari sampai beberapa derajat, namun apa yang ditanyakan di sini adalah kecenderungan anda secara keseluruhan. Nafsu yang "normal" adalah merasa lapar sekitar waktu-waktu makan biasa (pagi, siang dan malam), tapi tidak terlalu ekstrim.

Nafsu sarapan saya biasanya:

A. Rendah, lemah, atau kurang.

B. Normal. Tidak kuat ataupun lemah.

C. Terasa kuat atau di atas rata-rata.

Penghitungan Halaman

A = _____   B = _____   C = _____

---

9. Nafsu makan siang

Bagi banyak orang, nafsu bisa berubah dari sarapan menjadi makan siang dan akhirnya makan malam. Bagi yang lain, ini tetaplah hampir sama sepanjang hari. Lingkari jawaban yang paling tepat yang menggambarkan kecenderungan khusus - cara anda sebagian besar waktu.

Nafsu makan saya saat makan siang biasanya:

A. Rendah, lemah, atau kurang.

B. Normal. Tidak kuat ataupun lemah.

C. Terasa kuat atau di atas rata-rata.

10. Nafsu makan malam

Bagi banyak orang, nafsu makan terkuat mereka adalah saat makan malam. Bagi yang lainnya, itu hanya kebalikannya. Bagaimana nafsu makan malam anda dibandingkan dengan nafsu makan anda pada waktu yang lainnya? Pilih jawaban yang terbaik yang menggambarkan nafsu biasa anda sekitar jam makan malam.

Nafsu makan saya saat makan malam biasanya :

A. Rendah, lemah, atau kurang

B. Normal. Tidak kuat ataupun lemah.

C. Terasa kuat atau di atas rata-rata.

Penghitungan Halaman

A = _____   B = _____   C = _____

11. Konsentrasi

Konsentrasi atau aktivitas mental yang intens sebenarnya menggunakan banyak energi dan dengan demikian memerlukan bahan bakar yang cukup. Tetapi juga membutuhkan tipe bahan bakar yang tepat - untuk memungkinkan individu agar dapat menjaga kejernihan mental dan tetap terfokuskan. Jenis bahan bakar yang salah dapat membuat pikiran anda menjadi hiper, menyebabkan banjir pemikiran yang tidak terkendalikan. Atau anda akan merasa lalai atau mengantuk, atau merasakan pemikiran yang tampaknya akan menghilang secepat mereka muncul.

Makanan apa yang akan memperburuk kemampuan anda untuk berkonsentrasi?

A. Daging dan/atau makanan berlemak

B. Tidak ada tipe makanan tertentu yang akan mengganggu konsentrasi saya. .

C. Buah dan sayuran dan karbohidrat berbahan dasar biji-bijian.

12. Coughing

Biasanya kita berpendapat bahwa batuk sebagai sesuatu yang umumnya terkait dan dipasangkan dengan gejala suatu penyakit. Tetapi beberapa orang batuk secara alami, dengan mudah dan sering, dan setiap hari, bahkan ketika mereka tidak sakit. Biasanya, batuk akan menjadi batuk "kering", dan biasanya dalam durasi yang pendek. Ini seringkali menjadi buruk pada malam hari atau segera setelah makan. Jika anda adalah salah satu dari mereka, lingkarilah jawaban C di bawah ini.

C. Saya cenderung batuk setiap hari.

Tidak ada pilihan jawaban A dan B

Page Tallies		
A = _____	B = _____	C = _____

13. Kulit Retak

Beberapa orang memiliki masalah dengan kulit mereka, yang retak tanpa alasan yang jelas. Hal ini biasanya terjadi pada ujung jari atau pada kaki, terutama di tumit. Masalah ini bisa muncul setiap saat, namun cenderung terjadi lebih sering pada musim dingin.

C. Saya memiliki kecenderungan mengalami retakan di kulit saya.

Tidak anda pilihan jawaban A dan B

14. Mengidam

Beberapa orang tidak mengidam makanan, jadi silahkan jawab pertanyaan ini hanya jika anda mengalaminya. Gula sengaja tidak terdaftar sebagai pilihan di sini karena kebanyakan orang, ketika merasa rendah energi, akan mulai memikirkan sesuatu yang manis. Silahkan tunjukkan tipe makanan lain yang anda idamkan yang mungkin anda miliki selain gula.

A. Sayuran, buah-buahan, produk berbahan dasar gandum (roti, sereal, kerupuk)

C. Makanan berlemak, yang asin (kacang, keju, keripik kentang, daging, dll)

Tidak ada pilihan B

Penghitungan Halaman

A = _____   B = _____   C = _____

15. Ketombe

Ketombe adalah pengelupasan kulit, atau pengguguran kulit, pada kulit kepala dalam bentuk sisik putih yang kering. Jika anda memiliki kecenderungan memiliki ketombe, silahkan lingkari jawaban berikut.

C. Saya cenderung memiliki masalah dengan ketombe.

Tidak ada pilihan A dan B

16. Depresi

Seperti masalah emosional lainnya, depresi bisa timbul karena banyak penyebab yang mungkin. Namun depresi seringkali dapat berkurang atau menjadi parah oleh apa yang anda makan. Jika anda mengalami depresi dan telah melihat hubungannya dengan makanan, pilihlah jawaban yang sesuai.

A. Saya merasa lebih depresi setelah memakan santapan dan makanan yang berlemak (dan depresi berkurang setelah makan buah-buahan dan sayuran).

C. Saya merasa lebih depresi setelah makan buah-buahan dan sayuran (dan depresi berkurang setelah makan santapan dan makanan yang berlemak).

Tidak ada pilihan B

Penghitungan Halaman

A = _____   B = _____   C = _____

17. Makanan pencuci mulut

Makanan memberikan berbagai kombinasi dari enam rasa: manis, asam, asin, pahit, tajam dan pedas. Terkadang kita suka merasakan setiap efeknya, dan semuanya memiliki peran bermanfaat untuk kesehatan kita. Sebagai contoh, semua orang suka makanan manis, tetapi tidak pada tingkat yang sama dan dalam jumlah yang sama. Apakah pendapat atau sikap anda terhadap hidangan penutup setelah makan?

A. Saya benar-benar suka permen, dan/atau saya sering membutuhkan sesuatu yang manis bersama dengan makanan agar merasa puas..

B. Saya menikmati hidangan penutup kadang kala, tapi dapat benar-benar memakan atau meninggalkannya.

C. Saya benar-benar tidak begitu peduli pada hidangan penutup yang manis; saya mungkin suka sesuatu yang berlemak atau asin sebagai penggantinya (seperti keju, keripik, popcorn) untuk camilan setelah makan.

18. Pilihan makanan penutup

Apakah makanan penutup favorit anda? Manakah yang paling sering akan anda pilih? Bahkan walaupun anda tidak mempunyainya, jika anda dipaksa untuk memilih, tipe manakah yang akan anda pilih? *CATATAN: Es Krim ini sengaja tidak tercantum dalam pilihan, karena hampir semua orang suka es krim, terlepas dari tipe metabolisme mereka!*

A. Kue basah, kue kering, pai buah, permen

B. Benar-benar tidak ada pilihan. Saya akan memilih berbagai tipe berbeda setiap hari.

C. Jenis yang lebih berat, yang berlemak seperti Cheesecake, kue-kue Perancis yang lembut.

Penghitungan Halaman		
A = _____	B = _____	C = _____

19. Makan Malam Ideal

Jenis makanan yang tepat pada saat makan malam dapat memberikan energi yang besar dan kesehatan sepanjang malam. Sedangkan tipe makan malam yang salah untuk anda dapat membuat anda merasa lelah, dan lesu. Jenis makanan apa yang terbaik bagi anda saat makan malam?

A. Sesuatu yang ringan seperti dada ayam tanpa kulit, beras, salad, mungkin sedikit hidangan penutup.

B. Sebagian besar makanan bekerja dengan baik bagi saya.

C. Saya pasti akan merasa lebih baik dengan makanan yang lebih berat.

20. Warna Telinga

Pertanyaan ini berkaitan dengan aliran darah ke telinga. Beberapa orang Kaukasian atau orang berkulit putih, telinganya berwarna merah cerah, sementara yang lainnya terlihat pucat. Telinga berwarna lebih gelap atau lebih terang juga dapat terlihat pada orang-orang dengan kulit berwarna. Silakan pilih jawaban yang paling tepat menggambarkan warna telinga anda.

A. Telinga saya cenderung pucat, lebih cerah dari warna kulit wajah saya.

B. Telinga saya cenderung berwarna sama dengan wajah saya.

C. Telinga saya cenderung berwarna merah muda, merah, atau lebih gelap dari corak wajah saya.

Penghitungan Halaman

A = _____   B = _____   C = _____

21. Makan Sebelum Tidur

Makan sebelum tidur akan dapat membantu beberapa orang agar tidur menjadi lebih baik, sementara itu hal ini juga akan dapat dengan jelas mengganggu tidur orang lain. Bagi beberapa orang, hal ini tergantung dari apa yang mereka makan. Bagi orang lainnya, memakan apa saja merupakan suatu masalah. Pertanyaan ini menyangkut permasalahan yang kedua.

Makan apa saja sebelum tidur.

A. Mengganggu atau memperburuk tidur.

B. Tampaknya tidak membuat perbedaan. Saya dapat makan atau tidak makan.

C. Biasanya membantu saya tidur menjadi lebih baik

22. Mengkonsumsi Makanan Berat Sebelum Tidur

Mohon tunjukkan apa reaksi yang biasanya akan anda alami karena mengkonsumsi makanan berat sebelum tidur. "Makanan Berat" mengacu pada makanan berprotein atau makanan berlemak seperti daging sapi, unggas, dan keju.

A. Akan mencegah atau mengganggu tidur saya.

B. Biasanya baik-baik saja, asalkan tidak terlalu banyak.

C. Hal ini akan memperbaiki waktu tidur.

Penghitungan Halaman

A = _____   B = _____   C = _____

23. Mengkonsumsi Makanan Ringan Sebelum Tidur

Mohon tunjukkan apa reaksi yang biasanya akan anda alami karena mengonsumsi makanan ringan sebelum tidur. "Makanan ringan" mengacu pada karbohidrat seperti roti, roti panggang, sereal, atau buah-buahan - mungkin yang disertai dengan sedikit makanan seperti susu, yogurt, atau mentega kacang.

A. Saya biasanya merasa tidak baik setelah makan sebelum tidur, tapi tentunya akan merasa lebih baik dengan memakan makanan yang lebih ringan.

B. Saya dapat makan atau tidak makan makanan ringan sebelum tidur.

C. Lebih baik daripada tidak sama sekali, tapi saya merasa lebih baik dengan makanan yang lebih berat.

Penghitungan Halaman

A = _____   B = _____   C = _____

24. Makan Manisan Sebelum Tidur

Orang-orang memiliki berbagai reaksi yang cukup terhadap manisan dan gula. Beberapa orang bisa makan gula sebelum tidur dan tidak ada efek yang buruk; tidak menahan tidur atau mengganggu tidur mereka dengan cara apapun. Untuk orang lainnya, manisan/ permen dapat menyebabkan insomnia, mencegah mereka dari tidur nyenyak, atau membuat mereka terbangun, dan perlu memakan sesuatu agar kembali tidur.

(Lewati pertanyaan ini jika anda memiliki masalah pertumbuhan Candida yang berlebih atau didiagnosis dengan hipoglikemik atau diabetes.)

Bagaimana manisan akan mempengaruhi tidur anda?

A. Manisan/permen tidak akan mengganggu tidur saya sama sekali..

B. Manisan terkadang akan mengganggu tidur saya.

C. Saya tidak dapat makan permen sebelum tidur.

Penghitungan Halaman

A = _____   B = _____   C = _____

25. Frekuensi Makan

Seberapa sering anda makan setiap hari? Jawaban atas pertanyaan ini harus mencerminkan kebutuhan anda untuk makan. Untuk energi dan kinerja yang maksimum, beberapa orang perlu makan lebih dari tiga kali sehari. Bagi orang lain, dua kali sudah cukup banyak. Seberapa sering anda perlu makan untuk meningkatkan kesehatan dan produktivitas anda?

A. 2 sampai 3 kali sehari baik dengan tanpa snack atau dengan snack ringan.

B. 3 kali sehari dan tidak ada snack, biasanya.

C. 3 kali atau lebih dalam sehari dengan snack, seringkali merupakan sesuatu yang penting.

Penghitungan Halaman

A = _____   B = _____   C = _____

26. Kebiasaan Makan

Jenis metabolisme yang berbeda juga memiliki tanggapan yang berbeda terhadap makanan. Beberapa orang sangat fokus pada makanan. Mereka banyak berpikir tentang hal tersebut. Mereka sudah membayangkan apa yang akan mereka makan jauh sebelum waktu makan. Mereka senang berbicara tentang makanan, terutama tentang kesukaan dan ketidaksukaan, atau bercerita tentang makanan yang lezat atau restoran. Mereka adalah tipe "hidup untuk makan". Bagi orang lainnya, makanan hampir merupakan hal terakhir yang anda di pikiran mereka, bahkan mereka sampai lupa untuk makan. Mereka cenderung melihat makanan lebih sebagai salah satu kenikmatan nyata hidup. Makan saja sudah cukup, namun berbicara tentang makanan merupakan sesuatu yang hanya membuang-buang waktu saja. Mereka adalah tipe "makan untuk hidup". Bagaimanakah sikap anda terhadap makanan?

A. Saya tidak memperhatikan makanan dan makan; mungkin lupa makan; jarang berpikir tentang makanan; akan makan lebih banyak karena saya harus melakukannya, bukan karena saya ingin.

B. Saya menikmati makanan, menikmati makan, jarang melewatkan makan, tetapi tidak benar-benar fokus pada makanan dengan cara apapun.

C. Aku cinta makanan, suka makan, makanan adalah bagian besar atau pusat dari hidup saya.

Penghitungan Halaman

A = _____   B = _____   C = _____

27. Kelembaban Mata

Seperti kebanyakan fungsi di dalam tubuh, kelembaban mata adalah sesuatu yang benar-benar tidak kita perhatikan kecuali jika ada ketidakseimbangan. Mata semua orang dalam beberapa kasus akan terasa terlalu kering atau mungkin menghasilkan kelembaban berlebih dan robek. Namun, beberapa orang memiliki kecenderungan nyata dalam satu kasus atau kasus lainnya. Yang manakah pada jawaban berikut ini yang paling baik dalam menjelaskan tentang mata anda?

A. Mata saya cenderung kering.

B. Saya tidak merasakan satu kecenderungan atau kecenderungan lainnya.

C. Mata saya cenderung sangat lembab, bahkan sampai sobek.

Penghitungan Halaman

A = _____   B =_____   C =_____

28. Melewatkan Makanan

Beberapa tipe metabolik jarang menyadari ketika mereka belum makan. Mereka sering kali hanya melihat jam dan menyadari bahwa waktu makan mereka sudah lama terlewatkan. Tapi tipe metabolik lainnya sama sekali tidak dapat bekerja dengan baik jika mereka melewatkan makan. Tubuh mereka memberitahukan dengan tegas bahwa sudah waktunya untuk makan. Jika mereka melewatkan makan, kinerja mereka akan turun secara dramatis. Apa yang akan terjadi pada anda jika anda melewatkan empat jam atau lebih untuk makan atau melewatkan makan sama sekali?

A. Tidak benar-benar mengganggu saya. Saya dapat dengan mudah lupa makan.

B. Mungkin bukan yang terbaik bagi saya, tapi tidak benar-benar mengganggu saya.

C. Saya pasti akan merasa lebih buruk, semakin mudah marah, gelisah, lemah, letih, dan rendah energi, depresi, atau gejala-gejala negatif lainnya.

Penghitungan Halaman

A = _____   B = _____   C = _____

29. Warna Wajah

Kombinasi ketebalan kulit dengan tingkat aliran darah dapat menghasilkan variabilitas warna wajah. Peningkatan aliran darah dapat menghasilkan warna merah muda, merah, segar, penampilan kemerahan, sedangkan penurunan aliran dapat menghasilkan tampilan terlihat pucat. Bagaimana anda melihat warna wajah anda?

A. Saya terlihat pucat.

B. Saya memiliki warna rata-rata.

C. Saya terlihat lebih gelap (bukan karena matahari) atau pink, segar, kemerahan.

30. Corak Kulit Wajah

Beberapa orang benar-benar memiliki tampilan yang sangat cerah di wajah mereka. Kulitnya mungkin tampak terlihat bersih, bening, dan mengkilap. Orang lain dapat memiliki tampilan yang berlawanan: terlihat pucat, putih seperti kapur, tidak bersih, dan kusam. Sebagian besar berada pada kondisi di antara keduanya. Bagaimana anda melihat kulit wajah anda?

A. Lebih kusam atau pucat.

B. Rata-rata.

C. Cerah, berseri-seri, bersih.

Penghitungan Halaman

A = _____   B = _____   C = _____

31. Makanan Berlemak

Berlawanan dengan pendapat populer hari ini, bahwa makanan berlemak tidaklah buruk bagi semua orang. Itu benar-benar bermanfaat bagi tipe metabolik tertentu. Apa pendapat anda tentang makanan berlemak? Ingat, jangan menjawab dengan berpikir terlalu banyak. Hanya berpikirlah secara umum tentang seberapa besar anda suka atau tidak suka terhadap makanan berlemak?

A. Saya tidak terlalu suka makanan berlemak.

B. Baik-baik saja jika dikonsumsi tidak berlebihan..

C. Saya menyukainya atau menginginkannya dan menginginkannya dengan sering jika saya tahu bahwa makanan tersebut adalah baik untuk saya.

32. Ketebalan Kuku Jari

Kuku memiliki banyak ciri: ukuran, bentuk, ber-lunula atau tidak, permukaan yang halus atau bergunung-gunung, dan sebagainya. Mereka bahkan dapat membentuk palung atau mereka dapat keriting. Tapi pertanyaan ini berkaitan hanya dengan ketebalan. Bagaimana anda akan mencirikan ketebalan kuku anda?

A. Kuku saya tebal, kuat, dan keras..

B. Tampak rata-rata ketebalannya.

C. Saya cenderung memiliki kuku yang tipis dan/atau lemah.

Penghitungan Halaman

A = _____   B =_____   C =_____

33. Makan Siang Salad Buah

Apa yang cenderung anda rasakan setelah makan (jumlah besar) salad buah dengan sedikit keju atau yogurt untuk makan siang?

A. Memuaskan saya; Saya merasa baik-baik saja dan tidak merasa lapar sampai makan malam.

B. Saya merasa cukup baik, tetapi biasanya membutuhkan camilan sebelum makan malam.

C. Hasil yang cukup buruk, saya biasanya mengantuk, lelah, lalai, depresi, cemas, mudah marah dan/atau lapar sebagai akibatnya dan pasti perlu makan sesuatu yang lain sebelum makan malam.

34. Menaikkan Berat Badan

Ketika anda mengkonsumsi makanan yang salah untuk tipe metabolisme anda, biasanya makanan akan sepenuhnya tidak diubah menjadi energi tetapi sebagai gantinya akan disimpan sebagai lemak. Manakah dari jawaban berikut ini yang paling baik menggambarkan kecenderungan anda dalam menambah berat badan?

A. Daging sapi dan makanan berlemak membuat berat badan saya bertambah.

B. Tidak ada makanan tertentu yang menyebabkan berat badan saya bertambah, tapi akan berat badan akan bertambah jika saya makan terlalu banyak dan tidak melakukan olah raga yang cukup.

C. Saya cenderung menaikkan berat badan dengan terlalu banyak makan karbohidrat (roti, pasta, produk biji-bijian lainnya, buah-buahan, dan/atau sayuran).

Penghitungan Halaman

A = _____   B = _____   C = _____

---

35. Refleks Muntah

Tidak ada yang suka muntah, tapi setiap orang memiliki refleks muntah. Namun, beberapa individu sensitifitas untuk sering muntah dan dengan sangat mudah, - di tempat praktik dokter gigi, saat menyikat gigi dan lidah, bahkan karena makan. Orang lainnya mungkin jarang, jikalau seandainya muntah, dan dibutuhkan banyak waktu bagi mereka untuk melakukannya.

Bagaimana anda menjelaskan refleks muntah anda?

A. Saya jarang muntah, jikalau pernah; sulit untuk membuat saya muntah.

B. Saya mungkin memiliki refleks yang normal.

C. Saya dengan mudah muntah dan/atau sering muntah.

36. Goose Bumps

The formation of goose bumps is a reaction produced by the nervous systems. They often appear on the arm and legs as the result of fright, a sudden chill, or light brushing or touching of the skin. Some people form goose bumps very easily and often, while others rarely if ever, seem to form them. Are you prone to goose bumps?

A. I often get goose bumps.

B. I occasionally get goose bumps.

C. I rarely, if ever, get goose bumps.

Penghitungan Halaman

A = _____   B = _____   C = _____

37. Pendorong Energi

Makanan merupakan bahan bakar kita untuk hidup. Namun makanan yang berbeda memiliki energi yang juga berbeda – meningkatkan efek pada tipe metabolisme yang berbeda. Kebanyakan orang mengetahui cara untuk meningkatkan energi mereka baik dengan menggunakan makanan yang sehat ataupun yang cepat diperoleh seperti pada gula atau kafein. Jenis makanan apakah yang umumnya dapat meningkatkan dan memberikan energi yang tahan lama kepada anda?

A. Buah, permen, atau kue akan mengembalikan dan memberi saya energi yang tahan lama.

B. Hampir semua makanan akan memulihkan energi yang tahan lama.

C. Daging atau makanan berlemak akan memulihkan energi dan kesehatan.

Penghitungan Halaman

A = _____   B = _____   C = _____

38. Reaksi Makanan Tinggi Lemak

Menyukai lemak adalah satu hal, tapi bagaimana anda bereaksi terhadapnya adalah hal yang lainnya. Mari kita temukan di sini. Catatan bahwa pertanyaan ini menyangkut bagaimana perasaan anda setelah mengkonsumsi lemak, bukan apakah anda berpikir bahwa lemak adalah baik untuk anda. Pilihlah jawaban yang paling tepat menggambarkan bagaimana anda akan bereaksi terhadap makanan tinggi lemak.

A. Mengurangi kesehatan dan energi saya, atau membuat saya mengantuk, atau terlalu kenyang, atau menyebabkan gangguan pencernaan.

B. Tidak menyebabkan reaksi khusus apapun di satu sisi atau yang lainnya.

C. Meningkatkan kesehatan saya; membuat saya merasa sehat, energik, puas, seperti saya "mendapatkan makanan yang baik.

Penghitungan Halaman

A = _____   B = _____   C = _____

39. Perasaan Lapar

Lapar dapat menghasilkan berbagai gejala, mulai dari pemikiran makanan sesekali, sampai rasa lapar yang parah, bahkan sampai mual. Apa tanda-tanda lapar yang biasanya anda dapatkan dari tubuh anda?

A. Saya jarang merasa lapar ataupun merasa benar-benar kelaparan, atau memiliki rasa lapar yang lemah yang akan berlalu dengan cepat, atau dapat dengan mudah pergi dalam waktu yang lama tanpa makan, atau bisa melupakan makanan sama sekali.

B. Saya memiliki rasa lapar yang cukup normal pada waktu sekitar jam-jam makan atau ketika saya terlambat untuk makan.

C. Saya sering merasa lapar; perlu makan secara teratur dan sering; bisa mendapatkan sensasi rasa lapar yang kuat.

40. Energi Terkuras

Jenis makanan apakah yang dapat menurunkan tingkat energi anda satu atau dua tingkat alih-alih memberikan anda dorongan energi yang sedang anda cari?

A. Daging atau makanan berlemak umumnya akan membuat saya merasa lebih lelah, menurunkan energi saya bahkan lebih.

B. Tidak ada makanan yang secara khusus akan menurunkan energi saya secara teratur.

C. Buah, kue, atau permen akan membuat saya menjadi buruk, biasanya memberikan energi yang cepat, kemudian tergilas.

Penghitungan Halaman		
A = _____	B =_____	C =_____

41. Gigitan atau Sengatan Serangga

Tidak ada yang suka disengat lebah atau digigit nyamuk. Tapi reaksinya dapat menjadi sangat bervariasi, mulai dari yang sangat kecil atau reaksi ringan yang menghilang (non-alergi) dan yang menyebabkan gatal, nyeri, memar, atau bekas yang memakan waktu lama untuk hilang, Terkadang perubahan warna mungkin akan tetap selama berminggu-minggu. Bagaimana gigitan serangga atau sengatan akan mempengaruhi anda?

A. Reaksi cenderung ringan atau lemah dan hilang dengan cepat.

B. Reaksi sedang.

C. Reaksi yang sungguh kuat, lebih kuat dari kebanyakan (dapat menyebabkan pembengkakan yang tidak biasa, nyeri, gatal, memar, kemerahan), dan dapat memerlukan waktu yang lama untuk hilang, bahkan akan meninggalkan perubahan warna setelahnya.

Penghitungan Halaman

A = _____   B = _____   C = _____

42. Insomnia

Ada banyak tipe insomnia. Tapi dengan tipe insomnia tertentu, orang secara rutin bangun di tengah malam untuk alasan lain selain harus menggunakan kamar mandi. Biasanya dengan tipe insomnia ini, orang perlu makan sesuatu untuk pergi tidur lagi. Berkaitan hal tersebut, pilihlah salah satu dari pilihan berikut yang sesuai dengan anda?

A. Saya jarang atau tidak pernah mengalami tipe insomnia ini..

B. Saya kadang-kadang bangun dan perlu makan untuk kembali tidur.

C. Saya sering bangun dan perlu makan untuk kembali tidur. Makan sesuatu sebelum tidur akan membantu masalah ini atau mempersingkat waktu bangun saya.

43. Mata Gatal

Terkadang semua orang mengalami mata gatal. Hal ini dapat terjadi ketika anda sedang flue, demam, pertumbuhan Candida berlebih, atau alergi. Tapi bagi kebanyakan orang, mata gatal bisa menjadi gejala umum bahkan ketika kondisi di atas tidak terjadi.

Berikut adalah fokus dari pertanyaan ini.

C. Saya cenderung sering mengalami mata gatal, meskipun saya tidak sedang flue, alergi, atau mempunyai masalah Candida.

Tidak ada pilihan A dan B

Penghitungan Halaman		
A = _____	B = _____	C = _____

44. Kulit Gatal

Pertanyaan ini menyangkut tentang kulit gatal yang bukan karena gigitan atau sengatan. Kulit setiap orang akan gatal sesekali. Tetapi beberapa orang menyadari bahwa kulit mereka gatal setiap hari secara rutin, biasanya kulit kepala, lengan, atau betis. Karena mereka begitu terbiasa dengan hal itu, bahkan mereka mungkin tidak sadar telah menggaruknya dengan begitu sering.

C. Kulit saya cenderung sering gatal..

Tidak ada pilihan A dan B

45. Porsi Makanan

Sebagian besar dari kita setidaknya makan tiga kali sehari. Tapi jumlah setiap kali makan bisa bervariasi secara dramatis. Beberapa orang makan banyak, dan mungkin bahkan makan dua atau tiga porsi. Lainnya makan sangat sedikit tapi sudah merasa kenyang. Jika anda tidak yakin, berpikirlah seperti ini: Ketika anda makan di luar, anda biasanya makan lebih sedikit dari orang lain, lebih dari orang lain, atau hampir sama seperti orang lain?

A. Saya tidak makan sebanyak itu. Pasti kurang dari rata-rata. Tidak makan banyak untuk membuat saya kenyang.

B. Saya tidak makan lebih banyak - atau kurang - dari orang lain.

C. Saya biasanya makan dengan porsi besar, biasanya lebih dari kebanyakan orang.

Penghitungan Halaman

A = _____   B = _____   C = _____

---

46. Kelembaban Hidung

Biasanya, kita tidak menyadari kelembaban kulit bagian dalam dari lubang hidung kita. Hanya ketika hidung menjadi terlalu kering (mimisan dan retak kulit) atau terlalu lembab (basah, berair) maka kita akan cenderung berpikir tentang hal itu semua. Silakan pilih jawaban yang paling menggambarkan cara anda jika tidak sakit atau tidak menderita reaksi alergi.

A. Hidung saya sering tampak terlalu kering.

B. Saya tidak merasa hidung saya terlalu kering atau terlalu besar.

C. Hidung saya sering cenderung untuk berair.

47. Jus Buah Diantara Makanan

Jika anda lapar, katakanlah di antara waktu makan, bagaimana dengan minum segelas jus jeruk (atau jus buah lain) akan mempengaruhi anda? Secara keseluruhan, apakah itu efek baik atau efek buruk? Apakah minum jus buah akan memuaskan selera anda dan membuat anda merasa baik sampai waktu makan berikutnya? Atau apakah itu mengakibatkan semacam reaksi yang merugikan?

A. Memberikan saya energi, memuaskan saya, dan bekerja dengan baik untuk menyehatkan saya sampai waktu makan berikutnya.

B. Tidak apa-apa, tetapi bukanlah selalu camilan terbaik bagi saya.

C. Secara keseluruhan hasil yang buruk. Bisa membuat saya pusing, segera lapar setelahnya, gelisah, gemetar, mual, cemas, depresi, dll.

Penghitungan Halaman

A = _____   B = _____   C = _____

---

48. Kepribadian

Setiap orang memiliki ciri-ciri kepribadian yang jelas berbeda, dan banyak dari sifat ini terkait dengan, atau dipengaruhi oleh, susunan biokimia seseorang. Manakah dari pilihan berikut ini yang paling menggambarkan kecenderungan alami anda di dalam pertemuan sosial? Juga pikirkanlah tentang preferensi anda sehubungan dengan interaksi dari hari ke hari dengan orang lain?

A. Saya cenderung lebih suka menyendiri, menarik diri, penyendiri, atau introvert.

B. Saya cukup rata-rata, tidak tertutup atau ekstrovert.

C. Saya cenderung lebih sosial, "pribadi sosial," atau ekstrover.

49. Kentang

Kentang merupakan makanan yang luar biasa dan mereka memiliki banyak atribut gizi yang baik. Tapi bukanlah makanan terbaik untuk semua tipe metabolik. Apakah anda berpendapat kentang adalah baik untuk anda atau tidak, bagaimanakah pendapat anda tentang kentang?

A. Saya tidak benar-benar bermasalah dengannya atau tidak suka sama sekali.

B. Saya dapat memakannya atau melewatkannya.

C. Saya benar-benar menyukainya, dapat memakannya hampir setiap hari.

Penghitungan Halaman

A = _____   B = _____   C = _____

---

50. Daging Merah

Bertentangan dengan kebijaksanaan konvensional, daging merah adalah pilihan makanan sehat untuk beberapa tipe metabolisme. Ketika anda makan daging merah - seperti steak atau daging sapi panggang - bagaimana biasanya perasaan anda sesudahnya? Disini kita akan mencari tahu reaksi anda terhadap daging merah, bukan keyakinan anda tentang apakah itu baik atau buruk bagi anda.

A. Ini akan mengurangi energi dan kesehatan. Dapat membuat saya depresi atau mudah tersinggung.

B. Saya tidak merasakan apapun.

C. Saya pasti merasa baik atau lebih baik ketika saya makan daging merah.

51. Ukuran Pupil

Pupil anda berwarna hitam, bagian tengah dari mata anda.

Iris adalah bagian berwarna yang mengelilingi pupil. Pertanyaan ini menyangkut ukuran pupil relatif terhadap ukuran iris. Rata-rata pupil dan iris manusia pada dasarnya memiliki ukuran yang sama. Lebih besar berarti lebar pupil jelas lebih besar dari lebar iris. Untuk menjawabnya, pertama-tama lihat di cermin, tapi lakukanlah di ruang terang yang sedang yang tidak terlalu gelap atau terang. Ukuran pupil saya cenderung:

A. Lebih besar dari iris saya.

B. Sedang. Ukuran yang sama seperti iris saya.

C. Lebih kecil dari iris saya.

Penghitungan Halaman

A = _____   B = _____   C = _____

---

52. Salad untuk makan siang

Jika anda mengkonsumsi makanan yang salah untuk makan siang, anda akan cenderung untuk menyimpannya di sore hari. Alih-alih menjadi produktif, anda mungkin akan hampir tidak dapat menjaga mata anda untuk tetap terbuka, atau anda perlu kopi atau permen untuk mencoba tetap waspada dan fokus. Jika anda makan salad vegetarian dengan porsi besar untuk makan siang, apa efek yang akan ditimbulkan terhadap produktivitas anda melewati siang hari?

A. Saya cukup baik dengan tipe makan siang itu.

B. Saya dapat memakannya, tapi itu bukanlah tipe makanan terbaik bagi saya.

C. Hasil yang buruk. Membuat saya mengantuk, lelah, lesu, atau hiper, gugup, mudah marah.

53. Kuantitas Air Liur

Banyak orang telah mengalami mulut yang akan menjadi sangat kering ketika ketakutan atau gugup, seperti ketika mereka akan memberikan pidato. Sebaliknya, sebagian besar dari kita memiliki pengalaman mulut kita "Berliur" ketika kita menghadapi aroma makanan yang lezat. Namun, bagi sebagian orang, kondisi ini merupakan kecenderungan alami mereka tanpa alasan yang jelas. Silakan pilih opsi yang paling akurat yang mencirikan air liur anda.

A. Kebanyakan mulut saya cenderung kering.

B. Saya tidak melihat bahwa saya memiliki terlalu sedikit atau terlalu banyak air liur.

C. Saya cenderung memiliki banyak air liur, atau saya memiliki kecenderungan berliur.

Penghitungan Halaman

A = _____   B = _____   C = _____

---

54. Makanan Asin

Asin, seperti manis, adalah salah satu dari enam rasa. Dan seperti manis, orang memiliki reaksi beragam terhadap rasa asin. Beberapa orang menggarami makanan mereka dengan jumlah yang banyak dan kelihatan begitu mendambakan garam. Yang lainnya benar-benar tidak tertarik dengannya dan benar-benar mendapati bahwa banyak makanan siap saji memiliki rasa terlalu asin. Apakah anda berpendapat bahwa garam adalah baik untuk anda, bagaimana pendapat anda tentang garam?

A. Makanan sering kali merasa terlalu asin, atau saya suka makanan saya di beri garam hanya sedikit saja.

B. Saya tidak benar-benar memperhatikan garam. Jarang suka terlalu banyak atau terlalu sedikit. Hanya menggunakan jumlah yang sedang pada makanan.

C. Saya sangat menyukai garam, atau menginginkannya. Seperti banyak garam pada makanan, intinya orang lain berpikir bahwa makanan saya terlalu asin.

Penghitungan Halaman		
A = _____	B = _____	C = _____

55. Ngemil

Asumsikan untuk pertanyaan ini bahwa anda makan tiga kali sehari. Jika ini adalah permasalahannya, apakah anda biasanya perlu camilan, atau makan sesuatu di antara waktu makanan? Ataukan tiga kali makan merupakan semua makanan yang anda butuhkan untuk mencapai kinerja yang optimal?

A. Saya jarang apakah tidak pernah ingin atau butuh makanan ringan.

B. Saya kadang-kadang ingin atau perlu camilan di antara waktu makan.

C. Saya sering ingin atau perlu camilan di antara waktu makan.

Penghitungan Halaman

A = _____   B = _____   C = _____

56. Preferensi Camilan

Sebuah camilan yang baik harus memberikan energi yang tahan lama dan meningkatkan kesehatan emosional, selain untuk memuaskan rasa lapar anda. Hal ini juga seharusnya tidak menghasilkan efek negatif, seperti keinginan untuk makan permen. Dengan pemikiran ini, manakah dari pilihan berikut yang paling menjelaskan preferensi anda untuk camilan?

A. Saya biasanya tidak perlu camilan, tetapi jika saya ingin, saya biasanya lebih suka dan tidak masalah dengan sesuatu yang manis.

B. Saya kadang-kadang perlu makanan ringan dan sangat tidak masalah pada apa pun itu.

C. Saya pasti ingin dan perlu makanan ringan agar dapat berproduktifitas dengan baik. Tidak dapat makan permen atau manisan, tapi akan baik-baik saja pada protein dan lemak (daging, ayam, keju, telur rebus, kacang-kacangan).

Penghitungan Halaman

A = _____   B = _____   C = _____

---

57. Bersin

Kita biasanya berpendapat bahwa bersin berkaitan dengan pilek atau alergi. Tapi bagi beberapa orang bersin setiap hari merupakan suatu hal yang biasa, bahkan ketika mereka tidak sakit atau alergi. Sebagai contohnya, beberapa orang bersin secara rutin setelah makan. Pertanyaan ini berkaitan dengan serangan bersin singkat yang terdiri dari hanya satu atau dua bersin - tidak kontinyu, serangan bersin yang lama. Berkaitan dengan hal ini, silahkan memilih opsi yang paling menjelaskan diri anda.

A. Saya hampir tidak pernah bersin kecuali saya sakit atau memiliki alergi.

B. Saya bersin kadang-kadang ketika tidak sakit atau alergi, tetapi tidak secara teratur.

C. Saya sering cenderung bersin secara teratur dan/atau biasanya bersin sedikit setelah makan.

Penghitungan Halaman

A = _____   B = _____   C = _____

58. Sosialisasi

Banyak orang percaya bahwa kecenderungan sosial merupakan perilaku yang dipelajari. Tapi seseorang hanya perlu melihat saudara kandung di dalam keluarga untuk melihat bahwa orang memiliki kecenderungan bawaan yang berkaitan dengan sosialisasi, meskipun kecenderungan ini dipengaruhi oleh tingkat pengalaman hidup. Bagaimana anda akan menggambarkan kecenderungan bawaan alami anda terhadap sosialisasi, terlepas dari cara keluarga atau teman-teman yang mungkin telah mempengaruhi anda dalam hal ini?

A. Saya cenderung sedikit "antisosial," dengan itu saya menikmati hidup sendirian, merasa canggung di pertemuan sosial atau pesta, dan biasanya lebih memilih untuk pergi dengan cepat.

B. Saya biasa saja, tidak benar-benar antisosial, tetapi juga tidak begitu terdorong untuk bersama-sama dengan orang lain.

C. Saya cenderung sangat sosial, "pribadi sosial" dan suka perkumpulan dan bersama-sama dengan orang lain, lebih suka untuk tidak sendirian.

Penghitungan Halaman

A = _____   B = _____   C = _____

---

59. Makanan Asam

Asam, seperti manis dan asin, merupakan salah satu dari enam selera. Beberapa orang benar-benar suka, cinta, atau bahkan menginginkan makanan asam seperti acar, asinan kubis, cuka, jus lemon, atau yogurt. Orang lainnya memiliki keengganan untuk makanan asam, atau hanya tidak begitu sangat menyukainya. Manakah yang terbaik pada berikut ini yang menjelaskan reaksi anda terhadap makanan yang asam?

A. Saya biasanya tidak peduli makanan yang asam.

B. Saya tidak merasakan apapun, terutama. Tidak suka atau tidak menyukainya sangat lebih dari makanan lain.

C. Saya pasti suka (beberapa) makanan asam atau menginginkannya

60. Stamina Fisik dan Mental

Stamina mengacu pada ketahanan fisik, atau kemampuan untuk menjaga atau bekerja selama berjam-jam tanpa kelelahan. Kapasitas ini sangat tergantung pada apa yang kita makan. Beberapa makanan mengoptimalkan stamina fisik dan mental, sementara makanan lainnya akan terasa menguranginya. Jenis makanan apakah yang terbaik untuk mendukung stamina anda?

Stamina saya lebih baik ketika saya makan:

A. Makanan yang lebih ringan seperti ayam, ikan, buah-buahan, sayuran, biji-bijian.

B. Hampir semua makanan yang sehat.

C. Makanan berat, makanan berlemak.

Penghitungan Halaman

A = _____   B = _____   C = _____

61. Mengkonsumsi Makanan Manis

Hampir tidak ada orang yang tidak suka makanan manis dari waktu ke waktu. Tapi pertanyaan ini tidak terkait dengan apakah anda suka atau tidak suka makanan manis. Sebaliknya, bagaimana reaksi anda ketika anda makan sesuatu yang semuanya manis (mis, kue, biskuit, permen, dll)?

A. Makanan manis tidak mengganggu saya bahkan ketika saya makan sendiri. Umumnya makanan manis akan memuaskan selera dan tidak menghasilkan reaksi yang buruk.

B. Saya kadang-kadang terganggu ketika makan makanan manis, dan sering kali mereka memuaskan nafsu makan saya.

C. Saya biasanya tidak merasa baik dengan memakan makanan yang manis. Biasanya akan menghasilkan beberapa macam reaksi yang buruk dan/atau membuat keinginan untuk memakannya lebih banyak lagi.

Penghitungan Halaman

A = _____   B = _____   C = _____

62. Daging untuk sarapan

Dalam pertanyaan ini, daging mengacu pada protein daging merah seperti ham, sosis, bacon, steak, hamburger, dan salmon. Bagaimana perasaan anda setelah mengkonsumsi daging untuk sarapan, sebagai kebalikannya dari sarapan tanpa daging?

Ingat, pertanyaan ini tidak termasuk telur, susu, atau keju sebagai pengganti untuk protein hewani lainnya yang tercantum di atas.

A. Saya tidak merasa sebaik saya sarapan tanpa daging. Akan cenderung membuat saya merasa lebih lelah, mengantuk, lesu, marah, mudah tersinggung, haus, atau menyebabkan saya kehilangan energi saya menjelang siang.

B. Saya dapat memakan atau meninggalkannya, berselang-seling.

C. Saya merasa jauh lebih baik: lebih energik, memiliki stamina yang baik, membuat saya tetap bersemangat tanpa merasa lapar sebelum makan siang.

Penghitungan Halaman

A = _____   B = _____   C = _____

63. Daging Merah untuk Makan Siang

Dalam pertanyaan ini, daging merah mengacu pada protein daging merah seperti daging sapi atau domba. Bagaimana perasaan anda setelah mengkonsumsi daging merah saat makan siang, sebagai kebalikan dari makan siang tanpanya? Pertanyaan ini tidak termasuk telur, susu, atau keju sebagai pengganti protein hewani lainnya yang tercantum di atas.

A. Saya tidak merasa sebaik saya makan siang tanpanya. Akan cenderung membuat saya merasa lebih lelah, mengantuk, lesu, marah, mudah tersinggung, haus, atau menyebabkan saya kehilangan energi saya pada pertengahan sore.

B. Saya dapat mengkonsumsinya atau meninggalkannya, berselang-selin.

C. Saya merasa jauh lebih baik dengan memakannya: lebih energik, memiliki stamina yang baik, membuat saya tetap bersemangat tanpa merasa lapar sebelum makan malam.

Penghitungan Halaman

A = _____   B = _____   C = _____

64. Daging Merah untuk makan malam

Dalam pertanyaan ini, daging mengacu pada protein daging merah seperti daging sapi atau domba. Bagaimana perasaan anda setelah mengkonsumsi daging merah untuk makan malam, sebagai kebalikan dari makan malam tanpanya? Pertanyaan ini tidak termasuk telur, susu, atau keju sebagai pengganti protein hewani lainnya yang tercantum di atas.

A. Saya tidak merasa sebaik ketika saya makan siang tanpanya. Akan cenderung membuat saya merasa lebih lelah, mengantuk, lesu, marah, mudah tersinggung, haus, atau menyebabkan saya kehilangan energi saya.

B. Saya dapat mengkonsumsinya atau meninggalkannya, berselang-seling.

C. Saya merasa jauh lebih baik dengannya: lebih energik, memiliki stamina yang baik, membuat saya tetap bersemangat tanpa merasa lapar sebelum tidur.

Penghitungan Halaman

A = _____   B =_____   C =_____

65. Preferensi Makan Malam

Berpura-puralah anda melakukan penerbangan yang panjang yang tidak akan memasok makanan di pesawat terbang. Anda lapar, sehingga memutuskan untuk makan malam sebelum penerbangan anda. Di restoran anda menemukan bahwa hanya ada tiga pilihan pada menu – Piring 1, 2, dan 3. Karena anda akan memiliki penerbangan panjang, sangatlah penting bagi anda untuk makan tipe makanan yang akan membuat anda tetap terjaga dan berenergi. Piring manakah yang akan anda pilih agar dapat memberikan stamina, energi, dan kewaspadaan yang terbaik untuk anda?

A. Piring 1- dada ayam tanpa kulit, nasi, salad dan apel pie.

B. Piring 2 - piring kombinasi termasuk sedikit dari segala sesuatunya yang ada di Piring 1 dan 3.

C. Piring 3 – daging yang panggang di dalam wajan yang dimasak dengan wortel, bawang, dan kentang, disajikan dengan biskuit dan saus. Kue keju.

Penghitungan Halaman

A = _____   B = _____   C = _____

Nilai Tes Anda dan Identifikasikan Tipe Metabolik Anda

Selamat atas penyelesaian tes sendiri anda! Anda akan mengidentifikasikan tipe metabolik unik anda sendiri! Ini merupakan langkah penting dalam perjalanan untuk menemukan keadaan anda yang lebih sehat dan lebih bahagia!

Yang perlu anda lakukan sekarang adalah menghitung skor anda. Ini sangatlah sederhana. Cukup ikuti tiga langkah mudah di bawah ini:

1. Pada setiap halaman tes sendiri, tambahkan jumlah item yang anda lingkari pada pilihan A, B, dan C, dan tulislah setiap subtotal di bagian bawah halaman di dalam kotak Perhitungan Halaman.

2. Kemudian jumlahkan subtotal pada setiap halaman dan tulis di dalam kotak penilaian ini:

Total Jawaban A = _____

Total Jawaban B = _____

Total Jawaban C = _____

3. Selanjutnya, lihat kotak penilaian di atas dan pilih klasifikasi tipe metabolik anda, dengan kriteria sebagai berikut:

- Jika jumlah jawaban A anda adalah 5 atau lebih tinggi dari B dan C, maka anda adalah Tipe Karbo (contoh: A = 25, B = 20, C = 15)

- Jika jumlah jawaban C anda adalah 5 atau lebih tinggi dari A dan B, maka anda adalah Tipe Protein (contoh: A = 15, B = 20, C = 25)

- Jika jumlah jawaban B anda adalah 5 atau lebih tinggi dari A dan C, maka anda adalah Tipe Campuran (contoh: A = 20, B = 25, C = 15)

- Jika tidak ada satupun dari A, B, atau C adalah 5 atau lebih tinggi dari kedua yang lainnya, maka anda adalah Tipe Campuran (contoh: A = 18, B = 22, C = 20)

Memahami Tipe Metabolik Anda

Pada tingkat yang paling mendasar, Tipe metabolic mengklasifikasikan anda menjadi; tipe protein, tipe karbohidrat atau tipe campuran. Kategori-kategori ini akan berbicara banyak tentang bagaimana fungsi tubuh anda pada bidang internal dan bagaimana anda memproses berbagai tipe makanan dan menyerap nutrisi. Hal ini membuktikan bahwa wujud dan bentuk dasar dari perut kita adalah jauh berbeda satu sama lain.

Terlepas dari tipe makanan yang tepat untuk tipe metabolik seseorang juga proporsi dari makanan. Sebagaimana sebutannya, tipe protein akan bekerja dengan baik dengan mengkonsumsi proporsi protein dan lemak yang lebih tinggi dan karbohidrat yang lebih rendah. Sedangkan tipe karbohidrat mengkonsumsi karbohidrat yang lebih tinggi sementara membatasi protein dan lemak. Cara termudah untuk memperkirakan proporsi makanan yang anda butuhkan adalah dengan memvisualisasikan piring dan kemudian menutupinya dengan persentase yang tepat dari setiap tipe makanan seperti yang ditunjukkan dalam persentase proporsi makan berikut dan anda akan berada di jalur yang tepat.

Karbohidrat
Protein
Lemak

Tipe Campuran

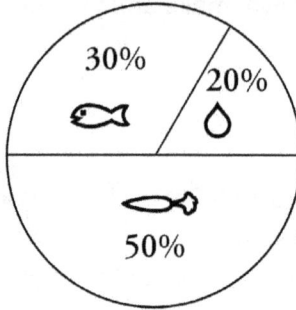

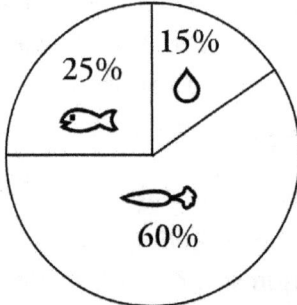

30%
20%
50%

Tipe Karbohidrat

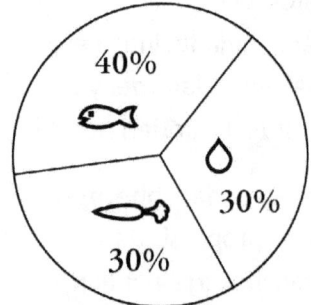

25%
15%
60%

Tipe Protein

40%
30%
30%

Bab 2

Apa yang tulang belakang anda butuhkan?

Skoliosis adalah suatu kelengkungan abnormal dari tulang belakang. Hanya penanda genetik yang telah dilibatkan... akan tetapi diet dapat membantu menghidupkan dan mematikan gen yang pada akhirnya akan memimpin jika penyakit memperlihatkan dirinya dan berkembang. Tulang belakang anda membutuhkan nutrisi tertentu yang akan membentuk dasar dari unsur yang paling penting di dalam obat pencegahan.

Yah, hanya beberapa nutrisi untuk tulang belakang yang sehat meliputi mangan, seng, tembaga, kalsium, piridoksin, zat besi, multivitamin, omega-3, prolin dan glisin ... meskipun daftar ini tidak akan ada habisnya. Makanan apakah yang merupakan sumber kaya dari gizi ini? Banyak dari mereka sebagaimana yang akan anda lihat.

Ketika anda memakan Paleo; ikan, ayam dan telur ayam, daging hewan, serta makanan berwarna-warni yang tumbuh liar atau yang ditanam secara organik, semuanya akan memberikan nutrisi yang perlukan oleh tulang belakang anda. Kebijaksanaan kuliner dari leluhur kita ani akan terserap ke dalam diri anda. Ketika anda mengkonsumsi sesuatu yang paling dekat dengan keadaan alaminya: misalnya jeruk sebagaimana yang berlawanan dengan bentuk jusnya... anda akan mendapatkan semua nutrisi yang diketahui serta semua yang tidak diketahui yang terkandung di dalam makanan tersebut. Diet tersebut juga akan membawa anda jauh dari misteri dan penderitaan yang didapatkan dari makanan olahan.

Ini membutuhkan kerja. Seperti yang kita baca, ada tiga tipe metabolik: tipe campuran, tipe protein dan tipe karbohidrat. Jika anda adalah individu tipe protein, jika anda mamanjakan diri dengan makanan atau proporsinya yang sesuai untuk tipe karbohidrat, anda mungkin akan merasa lebih buruk atau menghasilkan efek yang berlawanan dari apa yang ingin anda capai. Sebaliknya, jika anda makan dengan tepat untuk tipe metabolisme anda, anda dapat memperbaiki kondisi penyakit kronis, seperti skoliosis, penyakit jantung, osteoporosis, dll dan merasa lebih baik, bahkan memutar balikkannya!

Tipe metabolik dapat berubah dari waktu ke waktu karena faktor fisiologis dan eksternal, sehingga pengujian harus dilakukan secara terus-menerus.

Bab 3

Saran Saya tentang Paleo Typing

Diet Paleo memiliki daftar "makanan yang diperbolehkan" dan "makanan yang tidak diperbolehkan" pada menunya. Saya merekomendasikan beberapa makanan super untuk anda, sebagai seorang penderita skoliosis. Makanan ini disusun untuk mengganti "makanan yang tidak diperbolehkan-", untuk mencukupi dan meng-aneka ragamkan diet anda, serta menangkap semangat dari buku masak ini. Aspek paling pentingnya adalah bahwa ini merupakan anugerah nyata untuk pemulihan skoliosis anda. Makanan sejati untuk anda yang sesungguhnya!

MAKANAN YANG TIDAK DIPERBOLEHKAN:

1. Produk Susu

Kembali ke zaman manusia gua dimana pemerahan susu hewan liar merupakan hal terakhir yang ada di pikiran nenek moyang kita. Jadi, pertanyaannya adalah; apakah mengkonsumsi atau tidak mengkonsumsi susu?

Laktosa atau intoleransi kasein oleh kebanyakan orang menempatkan susu ke dalam zona abu-abu dari diet Paleo. Apakah yang lebih parah, metode pemberian pakan dan pengolahan susu hewan yang modern saat ini telah membuat konsumen menjadi ketakutan.

Saran saya tentang Paleo Typing:

Anda dapat minum susu segar organik dengan kualitas yang lebih tinggi dari hewan-hewan yang dibesarkan di padang rumput dan yang diberi makan rumput. Pilihan susu yang penuh, rendah atau tanpa lemak adalah berdasarkan tipe metabolisme anda.

Lebih penting lagi, saya sarankan anda untuk minum susu fermentasi, seperti

kefir, yogurt atau bahkan keju, karena proses fermentasi memusnahkan sebagian besar laktosa di dalam susu dan karenanya akan terjadi suatu pengurangan respon insulin. Terdapat substansi di dalam Kefir, yang disebut tryptophan, yang sangat penting dalam pertumbuhan dan perkembangan yang normal sistem muskuloskeletal, sehingga anda akan mendapatkan keuntungan besar dari upaya menggabungkan kefir ke dalam kebiasaan makan anda sehari-hari.

2. Makanan olahan

Khawatir tentang perkembangan anda dalam pengobatan skoliosis? Jika ya, maka makanan olahan bukanlah teman baik anda.

Rekomendasi saya:

Makanan olahan harus dilarang di dalam diet anda, tidak peduli apa tipe metabolik anda dan bagaimana anda mencintainya makanan tersebut. Makanan olahan berkalori tinggi tetapi miskin akan gizi, yang dapat menyebabkan ketidakseimbangan dalam sistem pencernaan anda. Karena kesehatan usus telah dikaitkan dengan perkembangan tulang, anda pasti ingin mengesampingkan makanan olahan dari daftar makanan anda karena mereka cenderung sarat akan gula, garam dan bahan pengawet.

3. Biji-bijian

Kita secara teratur mengkonsumsi biji-bijian/padi-padian, tapi satu hal yang anda mungkin tidak tahu adalah bahwa ini sudah dimulai sejak 10.000 tahun yang lalu, awal revolusi pertanian. Meskipun demikian kita berevolusi 2 juta tahun yang lalu dan gen kita belum banyak berubah sejak saat itu. Itulah sebabnya biji-bijian/padi-padian tidak terputuskan ketika berkaitan dengan diet Paleo.

Padi-padian mengandung asam fitat (atau fitat ketika dalam bentuk garam) dan lektin yang dapat memblokir penyerapan kalsium, besi dan magnesium, merusak kesehatan pencernaan, meningkatkan peradangan kronis, penyebab penyakit autoimun dan resistensi insulin. Mengapa harus memakan sesuatu yang pastinya tidak ingin dimakan? Protein padi-padian, gluten, memiliki kandungan tinggi akan asam amino prolin. Strukturnya membuat mereka sulit untuk dipecah melaluhi pencernaan biasa dan merupakan penyebab dari penyakit celiac.

Rekomendasi saya:

Tidak peduli apa kondisi kesehatan atau tipe metabolisme anda, anda sangat disarankan untuk menghilangkan atau membatasi asupan padi-padian anda, terutama biji-bijian/padi-padian olahan, seperti nasi putih, roti putih, kue, biskuit, sereal sarapan dll.

Menghilangkan padi-padian sangat diperlukan bagi mereka yang dikategorikan sebagai tipe protein karena mereka secara genetik cenderung memiliki keinginan terhadap makanan pra-pertanian. jenis karbohidrat dan campuran dapat mengkonsumsi jumlah terbatas dari padi-padian karena secara genetik mereka lebih baik dalam beradaptasi dengan makanan tersebut.

Di dalam semua kasus, setiap butir yang anda konsumsi haruslah padi-padian yang utuh, karena biji-bijian/padi-padian yang utuh tersebut tidak memiliki kuman dan dedak yang dihapus melalui proses penyulingan, yang merupakan sumber terkaya akan mineral, antioksidan dan serat. Lemak omega-3 adalah senyawa anti-inflamasi yang dapat ditemukan di dalam biji-bijian/padi-padian juga.

Selain itu, semua biji-bijian harus direndam sebelum dimasak. Hal ini karena biji-bijian mengandung asam fitat yang mengikat dirinya sendiri pada mineral penting di dalam usus dan sebagai hasilnya tidak dapat diserap dalam usus.

Dengan merendam biji-bijian, anda akan menghancurkan asam fitat sehingga menghasilkan penyerapan, pencernaan yang benar dan kesehatan usus secara keseluruhan.

4. Legum

Nenek moyang pemburu kita hanyalah memakan hewan dan tumbuhan sebelum mengenal pertanian. Legum, seperti biji-bijian, tidak berada dalam rantai makanan mereka. Jenis legum yang harus dihindari pada diet Paleo termasuk diantaranya lentil, semua kacang-kacangan, kacang tanah, kacang kedelai dan buncis. Kacang-kacangan mengandung zat yang disebut protease inhibitor serta anti-nutrisi, yang dapat mencegah penyerapan nutrisi yang cukup dari makanan anda.

Rekomendasi saya:

Saya sarankan bahwa legum yang diperbolehkan hanyalah mereka yang telah difermentasi. Termasuk natto - makanan super, makanan tradisional Jepang, yang terdiri dari kedelai kukus yang difermentasi sampai mendapatkan rasa yang "gila". Ini menghasilkan lebih banyak kalori, serat, kalsium, kalium, B2, zat besi dan hampir dua kali lipat kalsium dan vitamin E.

Manfaat nyata dari natto adalah dia merupakan sumber vitamin K yang kaya, yang sangat penting untuk membentuk tulang yang kuat dan meningkatkan kesehatan jantung. Dia juga dapat menjaga usus tetap sehat, sehingga anda harus mengkonsumsinya 1-2 bungkus per hari.

Makanan kedelai fermentasi yang lainnya adalah pasta miso, pasta tradisional Jepang yang terbuat dari fermentasi kedelai. Cukup menambahkan telur dan daging cincang ke dalam sup miso - mudah disiapkan, namun bergizi dan lezat.

Individu tipe karbohidrat dapat mentolerir makanan berpati tinggi seperti kacang-kacangan dan biji-bijian dengan lebih mudah. Oleh karena itu, mereka bisa memakan makanan ini dalam jumlah yang tidak berlebihan.

Individu jenis protein memerlukan makanan berprotein hewani yang tinggi dan makanan berlemak di dalam diet mereka, dengan konsumsi karbohidrat yang dikurangi. Oleh karena itu, kacang-kacangan tidaklah tepat untuk mereka dan harus dihilangkan dari diet mereka.

5. Gula

Nenek moyang kita mendapatkan gula dari makanan yang alami dan sehat seperti buah-buahan dan sayuran, sementara sebagian besar gula yang kita konsumsi saat ini adalah gula halus, yang tidak memberikan apa-apa kepada anda kecuali kalori yang "kosong" atau "telanjang". Jadi ucapkanlah selamat tinggal pada gula di dalam diet Paleo.

Gula fruktosa hanya dapat dimetabolisme oleh hati. Sel-sel tubuh anda hanya menggunakan glukosa dan bukanlah fruktosa sebagai sumber energi. Kelebihan fruktosa dapat mengganggu regulasi nafsu makan dan membuat anda ketagihan. Kelebihan fruktosa sendiri juga dapat menyebabkan sindrom metabolik, seperti diabetes, obesitas, dan penyakit jantung.

Setelah pengolahan, gula halus tidak lagi memiliki mineral alami yang selalu dimuat di dalam bit gula dan tebu. Selain itu, mengkonsumsi banyak gula akan menguras dan melelehkan vitamin-vitamin dan mineral-mineral tulang yang berguna, seperti natrium, kalium, magnesium dan kalsium. Kekuatan tarik serat protein kolagen yang tinggi juga diambil dari tulang sementara mengkonsumsi terlalu banyak karbohidrat, seperti padi-padian dan gula. Hal ini pasti akan merugikan kesehatan tulang belakang anda dan peningkatan di dalam perbaikan kondisi skoliosis anda.

<u>Rekomendasi saya:</u>

Anda sangat disarankan untuk menghilangkan atau membatasi asupan gula anda, terutama gula yang diproses, tidak peduli apa jenis metabolisme anda.

Stevia adalah herbal alami yang berasal dari Amerika Selatan, sebuah bahan pengganti yang baik karena merupakan pemanis yang paling aman untuk digunakan dan tidak meningkatkan insulin atau memberikan efek negatif terhadap tulang belakang anda.

MAKANAN YANG DIPERBOLEHKAN:

1. Produk-produk Hewani

Banyak para pemula diet Paleo khawatir tentang lemak jenuh dari produk-produk hewani, yang dalam kebijaksanaan konvensional dianggap sebagai penyebab penyakit kanker, penyakit jantung, obesitas, diabetes, kerusakan membran sel dan bahkan gangguan sistem saraf seperti *multiple sclerosis.*

Namun, banyak studi ilmiah menunjukkan bahwa ini merupakan minyak sayur cair yang diproses - yang sarat dengan lemak *trans* yang terbentuk selama proses yang merupakan penyebab penyakit-penyakit modern ini, bukanlah lemak jenuh yang alami.

<u>Rekomendasi saya:</u>

Terlepas dari kesimpulan ilmiah di atas, daging dan telur yang anda makan harus dari binatang yang memakan rumput atau yang digembalakan daripada yang diberi makan biji-bijian. Selain itu, ikan liar harus menggantikan ikan budidaya, karena leluhur kita hanya makan hewan liar yang lemak tubuhnya secara alami diubah oleh musim.

Mereka tidak memiliki sumber makanan lemak jenuh sepanjang tahun yang tinggi.

Selain itu, hewan yang diberi pakan biji-bijian dan ikan ternak yang diberi makan di daerah terbatas dengan paparan zat kimia seperti antibiotik, sehingga memberikan tubuh anda dengan semakin banyak bahan kimia.

Apa yang lebih penting adalah bahwa anda harus makan sesuai dengan tipe metabolik anda. Misalnya, individu tipe karbohidrat harus makan sumber daging rendah purin, sementara tipe protein harus makan sumber daging purin yang menengah sampai tinggi. Sementara itu, tipe campuran harus mengkombinasikan keduanya. Harap meninjau panduan makanan yang disarankan untuk setiap jenis metabolik untuk memahami sumber makanan apa yang mengandung purin tinggi atau rendah.

2. Lemak sehat

Lemak makanan, baik jenuh atau tidak bukanlah merupakan penyebab penyakit kronis apapun. Tubuh kita dirancang untuk bekerja terutama pada lemak jenuh sebagai sumber energi.

Lemak hewani mengandung banyak nutrisi yang akan melindungi terhadap penyakit kanker dan jantung; jumlah tinggi dari penyakit kanker dan jantung adalah terkait dengan konsumsi minyak nabati dalam jumlah besar.

Rekomendasi saya:

Penting bagi anda untuk dicatat bahwa lemak baik (lemak jenuh) tidak akan membuat anda gemuk dan dia benar-benar penting untuk mengurangi jumlah kolesterol buruk yang anda di dalam darah anda. Ada banyak pilihan lemak baik yang dapat anda gunakan untuk diversifikasi dan membuat makanan anda menjadi lebih menyenangkan sambil menjaga faktor kesehatan. Minyak kelapa, minyak zaitun, minyak alpukat, mentega, ghee/mentega dari susu kerbau dan sapi, lemak hewani adalah sebagian dari lemak dan minyak yang sehat yang dapat anda gunakan sebagai bahan bakar tubuh dan juga untuk memberikan penyempurnaan yang baik pada makanan anda.

Namun, lemak berikut ini dapat menyebabkan penyakit jantung, kanker, ketidakmampuan belajar, osteoporosis dan banyak masalah kesehatan lainnya:

- Lemak dan minyak (lebih karena minyak nabati) yang dipanaskan sampai suhu yang sangat tinggi dalam pengolahan dan pemasakannya.

- Semua minyak yang terhidrogenasi dan sebagian terhidrogenasi

- Minyak cair yang diolah secara industrialisasi seperti kedelai, jagung, biji kapas dan canola.

3. Sayuran dan buah-buahan

Sayuran dan buah-buahan adalah makanan yang dianjurkan saat ini, memberikan sentuhan segar untuk diet harian anda. Apakah mereka baik untuk penyembuhan skoliosis?

Rekomendasi saya:

Meskipun benar bahwa sayuran adalah bagian yang sehat dari diet apapun, mengandung nutrisi, mineral dan vitamin yang berharga, beberapa sayuran lebih baik daripada yang lain. Pilihlah mereka dengan bijak untuk mendapatkan nutrisi yang dibutuhkan oleh tulang belakang dan sesuai dengan tipe metabolisme anda. Jenis karbohidrat diperbolehkan untuk mengkonsumsi pati yang lebih tinggi dan oleh karenanya sayuran tinggi glikemik. Yang tercantum dalam panduan yang direkomendasikan.

Petani organik menanam berbagai sayuran yang dimodifikasi secara non-genetik (non GMO) tanpa pestisida. Cobalah untuk mengisi setengah dari hidangan anda dengan sayuran tersebut pada setiap makanan. Pilih dengan bijak, sayuran yang anda isi di piring anda. Misalnya, kubis atau gorengan hampir tidak mempunyai nilai gizi, sebagian besar tersusun oleh air. Selada atau bayam merupakan pilihan yang jauh lebih baik, yang tinggi akan zat besi.

Buah tidaklah sesehat yang anda pikirkan. Sebagian besar mengandung gula fruktosa dengan beberapa vitamin, mineral dan nutrisi lainnya. Vitamin dan nutrisi tersebut mudah diperoleh dari daging dan sayuran non pati tanpa fruktosa. Tetapi orang-orang lebih memilih buah segar dan fruktosa, tidak peduli jika mereka akan menjadi sakit karenanya.

Saya sarankan anda dengan makanan "super" lainnya - sauerkraut dan kimchi (Sauerkraut Korea), yang merupakan kubis fermentasi. Mereka sudah ada sejak ribuan tahun yang lalu dan dapat sangat memberikan kontribusi untuk menyembuhkan dan menjaga sistem pencernaan anda, sementara kesehatan usus anda sangat terlibat untuk perkembangan skeletal anda.

4. Kacang-kacangan dan biji-bijian

Kacang-kacangan dan biji-bijian adalah makanan ringan yang sangat mudah dan dapat dikonsumsi dengan baik dimana saja dan sebagian besar sarat dengan nutrisi yang besar. Kebanyakan kacang-kacangan dan biji-bijian merupakan bagian dari diet manusia gua namun masih ada sejumlah faktor yang anda perlu pertimbangkan sebelum membuatnya menjadi bagian dari diet anda.

Rekomendasi saya:

Sama seperti biji-bijian dan kacang-kacangan, beberapa kacang-kacangan dan biji-bijian menggunakan mekanisme pertahanan yang sama yang bisa berbahaya bagi kesehatan anda. Asam fitat dan lektin di dalam beberapa kacang-kacangan dan biji-bijian mengiritasi lapisan pada saluran pencernaan dan juga menghambat penyerapan mineral. Sebagai akibatknya, anda pada akhirnya anda akan mendapatkan nilai gizi yang sangat sedikit dari kacang-kacangan dan biji-bijian ini.

Perendaman kacang-kacangan dan biji-bijian merupakan salah satu cara yang bagus untuk menyingkirkan asam fitat, lektin dan anti-nutrisi lainnya. Gunakan air asin dan rendam semalam kemudian keringkan di bawah sinar matahari atau di dalam dehidrator untuk memastikan tidak ada jamur yang tumbuh.

Bagan Makanan Tipe Protein Yang Direkomendasikan

PROTEIN				KARBOHIDRAT		MINYAK/LEMAK	
DAGING/UNGGAS	MAKANAN LAUT	PRODUK SUSU	LEGUM	SAYURAN	BUAH	KACANG/BIJI	MINYAK/LEMAK
Purin tinggi	*Purin tinggi*	*Lemak utuh*		*Pati tinggi*		*Semuanya baik*	*Semuanya baik*
Daging organ	Ikan eri	*Purin rendah*		asparagus	Alpukat	*Semuanya baik*	Mentega
Kepala	Kaviar	Keju		Kacang-kacangan, segar	Zaitun	Kenari	Krim
Hati sapi	Ikan haring	Keju cottage/lembut		Kembang kol	Kelapa	Labu	Ghee
Hati ayam	Ikan sarden	krim		seledri	*Tidak matang sepenuhnya :*	Kacang	Minyak :
Purin sedang	*Purin sedang*	Telur		jamur	Appel hijau	Biji matahari	Minyak almond
Daging sapi	*Abalon/pauh*			Bayam	Pir	Wijen	Minyak rami
Bacon	Tiram	Kefir		*Pati tinggi*	*Tinggi pati*	Almond	Minyak zaitun
Ayam*	Kepiting	susu		Artichoke	Pisang (hanya yang ujungnya berwarna hijau)	mete	Minyak kacang
Bebek	Udang karang	LEGUM		wortel		Kacang Brazil	Minyak wijen
Burung/unggas	Lobster	*Purin rendah*		Kacang polong		Kacang filbert	Minyak biji matahari
angsa	Ikan makarel	Tempe		Kentang, digoreng hanya dengan mentega		Pecan	Minyak kenari
Ginjal	Kerang kipas	Natto		Labu musim dingin/ winter squash		Kastanye	
Kalkun*	Udang kecil	KACANG-KACANGAN				pistasi	
Daging sapi muda	Keong	*Semua tidak masalah*					
Binatang buruan	Cumi-cumi						
Daging hitam/gelap adalah yang terbaik	Tuna, gelap						
	tuna, dark						

Setiap makanan harus mengandung protein dari sumber-sumber tersebut, kecuali produk susu, legume atau kacang-kacangan bukanlah bahan pengganti daging untuk makanan utama

Bagan Makanan Tipe Karbohidrat Yang Direkomendasikan

PROTEIN

DAGING/UNGGAS	MAKANAN LAUT	PRODUK SUSU
Light meat	Light fish	Non/rendah lemak
Dada ayam	Lele	Keju
Ayam liar Cornish	kod	Keju cottage/lembut
Dada kalkun	flounder	Kefir
Babi, tanpa lemak	Haddock	Susu
Ham	Halibut	Yogurt
Hanya sesekali dan-ging merah tanpa lemak atau dibatasi keseluruhannya	Kakap putih	Telur
	Kod muda	
	Sole	
	Ikan trout	
	Tuna, putih	Tempe
	turbot	Tahu

Gunakan sesuka-nya
Rendah pati
LEGUM
KACANG-KACANGAN

Setiap makanan harus men-gandung protein dari sumber-sumber ini

KARBOHIDRAT

SAYURAN			BUAH	KACANG/BIJI	MINYAK/LEMAK
Pati tinggi	Pati sedang	Rendah pati			
			Semuanya adalah baik	Gunakan sesuai kebutuhan	Gunakan sesuai kebutuhan
Kentang	Bit	Bit hijau	Apel	Kenari	Mentega
Labu	Com	Brokoli	Aprikot	Labu	Krim
Rutabaga	Terung	Kubis brussel	Berry	Kacang	Ghee
Ketela	Jicama	Kubis	Ceri	Biji matahari	Minyak :
yam	Okra	Chard	Jeruk	Wijen	Minyak almond
Ubi	Lobak	Collard	Anggur	Almond	Minyak rami
	Labu spagetti	Mentimun	Melon	mete	Minyak zaitun
	Lobak turnip	Bawang putih	Persik	Kacang Brazil	Minyak kacang
	Zucchini	kale	Pir	Kacang filbert	Minyak biji matahari
		Berdaun hijau	Nanas	Pecan	Minyak biji ma-tahari
		Bawang bombay	Plum	Kastanye	Minyak kenari
		Peterseli	Tomat	pistasi	
		Lada	Tropis	Kelapa	
		Daun bawang		Hickory	
		Kecambah		macadamia	
		Tomat			
		Selada air			

Catatan :
makanan tinggi
pati adalah
makanan tinggi
glikemik

82

Bab 4

Dapur Paleo Typing

Persediaan Dapur

Memiliki bahan-bahan yang tersedia ketika anda berjalan ke dapur selalu akan memberikan perasaan puas. Adakah sesuatu yang lebih menyenangkan daripada menyiapkan makan malam hangat untuk keluarga dan kekasih anda?

Dapur yang memiliki persediaan bahan-bahan penting, yang lebih sering anda gunakan dan masak, dapat menghemat waktu yang berharga dan juga uang anda. Saya suka bahan berikut ini untuk selalu siap sedia di dapur saya.

1. Rempah-rempah dan herbal

Membeli rempah-rempah dan herbal utuh, menggiling mereka sendiri untuk mempertahankan potensi maksimal dan memastikan rasa yang lebih penuh.

⊃ Jahe

Jahe adalah rimpang dari tanaman Zingiber officinale, yang dikonsumsi sebagai makanan yang lezat, rempah-rempah dan obat alami.

Khasiat obat yang tinggi dari jahe ini terutama merefleksikan pada peningkatan kesehatan pencernaan, menyembuhkan mual dan morning sickness, mengurangi gejala refluks, mengurangi pilek dan potensi untuk memperlambat perkembangan hilangnya sel otak dalam penyakit Alzheimer. Di India dan China, jahe merupakan obat anti-inflamasi alami yang biasanya digunakan untuk mengobati arthritis dan keluhan rematik.

Bahkan jika kita melupakan kualitas obatnya sejenak, kelezatan jahe, rasa pedas dan aromanya dapat memberikan rangsangan besar pada makanan.

Jahe juga merupakan pengawet alami. Tambahkan sepotong kecil jahe yang diparut pada makanan jika anda ingin sisa makanan dapat dimakan kembali untuk jangka waktu yang lama.

⊃ Kayu manis

Kayu manis merupakan salah satu rempah-rempah wangi yang paling sering digunakan dan juga merupakan obat tradisional Cina yang kaya akan mangan, besi dan serat. Juga, merupakan antioksidan yang kuat dan pengawet alami makanan. Campuran kayu manis dan madu tidak hanya akan memberikan rasa yang lezat, tetapi juga menyembuhkan banyak penyakit.

⊃ Kemangi

Banyak sekali digunakan di dalam masakan Italia, *sweet basil* merupakan herbal yang sangat aromatik yang dapat anda tanam di dalam ruangan dengan paparan sinar matahari setidaknya enam jam setiap hari. Saya selalu menggunakannya di dalam salad atau casserole, atau hanya menambahkannya ke udang mentah cincang dan kerang.

⮑ Kari

Kari sangat dapat mengubah rasa daging babi, daging sapi, ayam atau ikan. Saya suka kari gaya Jepang. Merebus daging sapi, wortel di dalam kari dengan santan adalah hidangan yang saya sukai.

⮑ Lada Hitam

Lada hitam, lada hijau dan lada putih semuanya berasal dari berry tanaman lada. Warnanya mencerminkan tahapan yang berbeda-beda dari metode pengembangan dan pengolahannya. Lada hitam adalah rempah atau bumbu yang digunakan secara luas di dalam banyak masakan. Saya menambahkan lada hitam bubuk sesuai yang diperlukan pada akhir proses memasak untuk mempertahankan banyak rasa.

Selain itu, lada merupakan sumber yang kaya akan mangan, vitamin K dan zat besi.

⮑ Timi/Thyme

Timi adalah salah satu herbal yang paling banyak digunakan yang memiliki wangi yang menusuk. Saya menambahkan timi segar untuk membumbui sup dan kaldu untuk rasa pekanya. Perlu ditambahkan menjelang akhir proses memasak untuk menghindari kehilangan rasa yang luar biasanya, baik dalam bentuk segar atau keringnya.

⮑ Oregano

Oregano selalu ditambahkan ke dalam masakan Mediterania dan Meksiko. Masak tomat dengannya untuk mendapatkan rasa yang terbaik.

Oregano kaya akan vitamin K. Minyaknya memiliki khasiat desinfektan dan anti inflamasi.

2. Kaldu daging sapi, anak sapi dan ayam

Kaldu merupakan penawar sempurna bagi penderita scoliosis. Pastikan untuk mempersiapkan kaldu tersebut dengan menggunakan bahan organik. Kaldu tulang merupakan bahan pokok dari banyak diet tradisional dan berharga di seluruh penjuru dunia karena kandungan nutrisinya yang kaya.

Mari daftar beberapa hal baik yang dapat ditemukan di dalam kaldu yang dibuat dengan baik:

- Magnesium dapat diperoleh dari kaldu dan bulyon tulang; sementara ini tidak mencukupi di sebagian besar makanan dan diet.

- Kolagen dan gelatin dapat diserap langsung dari tulang dan tulang rawan dan bukan dari suplemen gelatin komersial.

- Bulyon dan kaldu tulang mungkin merupakan salah satu sumber kalsium terbaik.

- Sumsum tulang mengandung protein dan banyak mineral.

- Sulfur, kalium, dan natrium semuanya penting bagi kesehatan anda, elektrolit yang penting.

3. Lemak dan Minyak Sehat

- Minyak kelapa: Mengandung proporsi lemak jenuh yang tinggi dan baik digunakan untuk memasak dalam suhu tinggi. Jumlah yang digunakan harus disesuaikan agar sesuai dengan jenis metabolisme yang berbeda.

- Minyak zaitun ekstra virgin: Ini dihasilkan oleh *cold-pressing* pertama buah dari pohon zaitun. Saya menyimpannya di lemari yang gelap, jauh dari sumber panas. Ini sangat baik untuk salad.

- Minyak Alpukat: Saya menggunakannya untuk memasak dan juga salad. Rasa aromatik dan titik pengasapan tinggi yang tidak biasanya telah membuatnya menjadi sesuai untuk suhu penggorengan dan pemanggangan yang tinggi.

- Mentega organik: Berasal dari sapi yang memakan rumput dan memiliki titik leleh yang lebih tinggi. Dalam diet Paleo Typing, proporsi yang digunakan adalah berbeda untuk ketiga jenis metabolik.

4. Kacang-kacangan dan biji-bijian

Perendaman kacang-kacangan dan biji-bijian untuk beberapa jam dengan air asin bisa menyingkirkan sebagian besar asam fitat dan anti nutrisi lainnya. Asam fitat memblokir penyerapan kalsium, besi dan magnesium, merusak pencernaan kesehatan, meningkatkan peradangan kronis dan menetralisir inhibitor enzim. Bilas mereka secara menyeluruh dan keringkanlah di bawah sinar matahari, di dalam dehidrator atau di dalam oven.

Dari semua biji-bijian, biji rami jauh lebih tinggi kadar omega-3 daripada omega-6. Tapi omega-3 yang berada dalam bentuk ALA (asam Alfa-Linolenik) dan harus diubah menjadi EPA dan DHA untuk penggunaan tubuh.

Kenari, kastanye, hazelnut, kacang mete dan almond adalah makanan camilan favorit saya. Memanggang kacang-kacangan akan mengeluarkan rasa yang enak, dan lebih kaya. Terlebih lagi, rasa dan kerenyahannya selalu bisa membuat hidangan yang luar biasa. Saya suka biji wijen panggang yang ditaburikan di salad.

5. Santan kelapa, dikalengkan

Santan adalah makanan pokok dalam diet Paleo dan sering digunakan sebagai pengganti susu atau krim. Ini adalah dasar dari kebanyakan kari Thailand dan kaya akan fosfor, merupakan nutrisi penting untuk memperkuat tulang. Saya bahkan membuat es krim Paleo menggunakan santan, kuning telur, madu dan ekstrak vanili. Ini sungguh lezat!

6. Garam laut

Garam laut terbentuk dari penguapan alami air laut dan mengandung 98% natrium klorida serta 2% mineral seperti besi, magnesium, belerang atau yodium. Namun tidak ada kalium iodide yang disertakan.

7. Pemanis

Saya menyimpan sirup maple dan madu mentah di dapur saya, karena mereka adalah pemanis yang paling aman.

8. Buah kering

Buah-buahan kering yang sering digunakan adalah prune (prem), keripik pisang, kismis, aprikot, kurma, cherry, mangga dan cranberry, dll. Diawetkan dengan hanya menghilangkan sebagian besar kelembabannya, dan nutrisi di dalam buah masih bermanfaat bagi setiap jenis metabolik individu. Tapi anda harus menghindari buah-buahan yang dikeringkan secara kimia yang telah ditambahkan dengan pengawet (seperti sulfur dioksida) dan juga gula yang telah mengerdilkan nilai gizi mereka.

9. Kecap tamari

Kecap tamari adalah bumbu Jepang dengan warna yang sangat gelap dan hampir memiliki rasa seperti asap. Ini adalah produk sampingan dari proses fermentasi miso, bebas gluten secara alami.

10. Pasta miso

Pasta miso adalah pasta tradisional Jepang yang terbuat dari fermentasi kedelai. Sebuah bakteri atau jamur fermentasi dilibatkan ke dalamnya untuk membuat kelezatannya. Saya selalu menambahkan telur dan daging cincang ke dalam sup miso untuk membuatnya terasa menakjubkan.

11. Telur

Banyak orang hanya mengkonsumsi putih telur, karena mereka berpikir bahwa kuning telur memiliki kolesterol yang tinggi yang dapat menyebabkan penyakit jantung. Kenyataannya adalah bahwa kuning telur merupakan bagian paling sehat dari telur, dengan lebih 90% dari mikronutrien dan antioksidan. Kuning telur juga memiliki, 100% dari vitamin larut lemak yang sangat penting bagi kesehatan anda. Saya pribadi mengkonsumsi 3-4 telur utuh per hari.

12. Kefir

Saya suka menambahkan buah-buahan ke dalam Kefir. Sedikit rasa asam dari kefir tersebut akan menjadi tersamarkan, sambil saya memakan buah-buahan tersebut. Sementara itu, rasa yang tidak biasa dan beragam tersebut akan merangsang selera makan saya tanpa akhir.

13. Makanan kaleng

Saya selalu menyimpan tomat kalengan di ruang kerja saya, karena tomat segar sebenarnya tidak lebih baik dari yang kalengan, yang memiliki peningkatan jumlah dari antioksidan lycopene.

Peralatan dapur

Berikut ini adalah perlengkapan dapur saya paling sering digunakan.

1. Panci sup

Mendidihkan sup dengan api kecil merupakan teknik memasak yang lambat, yang populer di provinsi Guangdong, Cina. Rasa lezat dari sup tersebut yang masih tetap tertinggal di dalam lidah anda selama 2 jam setelah anda menikmatinya! Panci sup, kuali sup .... hampir semua rumah harus memiliki setidaknya satu dari gerabah ini dalam beberapa ukuran yang berbeda. Sekarang sebagai seorang profesional kesehatan yang sibuk, saya membuat kaldu tulang sebagai dasar untuk sup saya, cepat dan mudah.

Kadang-kadang saya mendidihkan sup dengan menggunakan termos panci koki shuttle vakum stainless steel, yang mengerjakan pekerjaan dari panci sup tradisional, tetapi tidak memerlukan listrik sama sekali. Stailess steel di bagian dalam panci adalah untuk memasak dan vakum yang terisolasi di bagian luar kontainer akan menjaga makanan agar tetap panas selama berjam-jam tanpa menjadi terbakar dan terik. Masukkan potongan tulang yang dihancurkan dengan kasar dan air ke dalam panci, masak di atas kompor selama 30 menit atau sampai 1 jam. Kemudian ambil setiap sampah yang naik ke atas dan masukkan bahan yang lainnya ke dalam sup dan didihkan selama 1 jam. Kemudian pasang panci bagian dalam ke wadah bagian luar dan kencangkan tutupnya. Pada hari berikutnya anda akan memiliki sup yang lezat dan menakjubkan di atas meja.

2. Pisau koki

Sebuah pepatah Cina "Seorang perajin pertama-tama harus mempertajam alat-alatnya jika ia ingin melakukan pekerjaannya dengan baik." Seorang koki yang baik harus memiliki pisau tajam yang terasa sangat baik sekali di tangannya dan untuk semua tujuan; digunakan untuk memotong, mencincang dan mengiris. Pisau pada umumnya memiliki panjang 8 sampai 14 inci.

3. Gunting dapur

Gunting dapur adalah gunting yang sangat kuat yang dirancang untuk membuat titik tumpu yang kuat. Saya selalu menggunakannya untuk memotong ayam melalui tulang dadanya tanpa meninggalkan pecahan apapun yang dapat mengakibatkan bahaya tersedak terutama untuk anak-anak dan para lanjut usia.

4. Talenan

Sebuah talenan dapat terbuat dari kayu, plastik, bambu atau gelas. Talenan kayu dan kaca tidak diperbolehkan di dapur komersial. Saya menggunakan talenan terpisah untuk makanan yang sudah dimasak dan yang masih mentah; daging dan sayuran/buah-buahan untuk menghindari terjadinya kontaminasi silang.

5. Panci kuali

Panci kuali adalah panci elektronik dengan berbagai ukuran mulai dari 1 liter sampai 8 ½ liter. Panci yang diprogram unutuk memasak makanan untuk waktu yang telah ditentukan, sehingga anda dapat mengerjakan hal-hal lainnya seperti yang anda inginkan.

6. Basi

Basi adalah sebuah piring tahan panas yang dalam dan besar, juga digunakan sebagai wadah penyajian. Anda dapat mempersiapkan basi untuk sarapan di malam sebelumnya dan memanaskannya ke dalam oven di pagi harinya – sebuah sarapan yang lezat.

7. Wajan wok

Wajan wok adalah alat memasak serbaguna yang berasal dari Cina. Ini sering digunakan untuk menumis, mengukus, *pan frying, deep frying*, merebus, mendidihkan, *braising*, membakar dan merebus pelan-pelan. Anda harus memilih wajan dengan ukuran dan kedalaman yang sesuai dengan kebutuhan anda dan disesuaikan juga dengan kompor anda.

8. Prosesor makanan

Alat dapur ini adalah perangkat hemat tenaga kerja. Ini sangat baik untuk mengiris, merobek-robek, memotong, membuat bubur buah-buahan dan juga sayuran, memarut keju, memotong mentega ke dalam kerak kue dll. Alat ini akan menghaluskan sup, tapi tidak akan membuatnya sehalus seperti yang dilakukan oleh blender.

9. Dehidrator

Sebuah dehidrator akan menghilangkan uap air dari makanan dan dapat digunakan untuk mengeringkan buah-buahan, sayuran dan daging. Anda dapat memilih merek dan modelnya tergantung dari kebutuhan anda, keterbatasan ruang; anggaran dan garansi produk. Anda juga harus melihat manakah yang sesuai dengan baik di counter dapur anda. Buah dan sayuran kering akan manjadi camilan sehat anda sedangkan rasa dan aromanya akan tetap terjaga dan padat.

Selain untuk mengeringkan buah, sayuran dan daging, dehidrator juga dapat membuat yogurt dan natto, kacang-kacangan dan biji-bijian segar, sehingga menjadi - alat yang serba guna!

10. Cangkir dan sendok

Jika anda ingin mengikuti resep-resep ini untuk dimasak, terutama jika anda adalah seorang pemula, cangkir dan sendok ukur adalah mitra terbaik anda.

11. Sendok kayu

Sendok kayu merupakan alat dapur sehari-hari dan selalu digunakan untuk mengaduk dan menumis. Tekstur kayu ini adalah alami, dan tersedia dalam berbagai bentuk dan pola yang berbeda yang akan membuat seluruh proses memasak menjadi menyenangkan.

12. Aluminium Foil

Sebagai peralatan rumah tangga yang banyak digunakan untuk memasak dengan cepat, untuk memanggang dan pembersihan dapur yang mudah, saya suka menggunakan aluminium foil untuk memanggang salmon dan sayap ayam. Untuk membuat seledri segar dan renyah, saya selalu menggunakannya untuk membungkus mereka dan menempatkannya di dalam laci sayuran di lemari es, ini akan bertahan selama sekitar 2 minggu.

Kebijaksanaan Memasak

1. Daging rusa dan burung unta adalah daging rendah lemak. Memasaknya terlalu lama akan membuatnya menjadi keras.

2. Hal pertama yang harus dimasukkan ke dalam wajan adalah selalu bawang bombay, aduk sedikit dan biarkanlah menjadi layu dan terlihat bening. Selanjutnya, aduk dengan jahe dan bawang putih. Beri mereka waktu untuk memberikan rasanya pada minyak tetapi jangan biarkan diam terlalu lama karena bawang putih akan berubah menjadi kecokelatan.

3. Jangan menambahkan nanas segar atau beku pada gelatin atau Jell-O. Buah-buahan ini, bersama dengan buah ara mentah, buah kiwi, jambu biji, jahe, dan pepaya mengandung enzim yang disebut bromelain yang akan memecah gelatin dan menyebabkannya kehilangan khasiat bahan pengentalnya. Enzim tersebut dinonaktifkan dengan memasak, sehingga nanas dan kiwi kaleng tidak masalah untuk digunakan.

4. Kaldu tebal dan rasa yang lebih lezat sebagai hasil dari penggunaan tulang sapi muda dan bukan tulang daging sapi karena sapi memiliki lebih banyak kolagen yang dapat mengentalkan kaldu.

5. Apapun bentuk gelatin yang akhirnya anda gunakan, seharusnya TIDAK PERNAH dimasak di dalam oven microwave.

6. Resep-resep sup biasanya lebih seperti panduan, bukan formula yang sempurna. Keindahan mereka adalah dalam hal fleksibilitas mereka, ekonomi dan potensi "santapan di dalam mangkuk ".

7. Tambahkan daging matang sebagai pelengkap protein untuk sup, salad, casserole, isian, hidangan telur, daging gulung dan sandwich.

8. Jika anda menggunakan beberapa herbal Cina di dalam sup, juga penting untuk menghindari penggunaan panci stainless steel, aluminium atau tembaga. Beberapa herbal bereaksi secara kimia terhadap panci.

9. Saat memanggang, jangan memasak menggunakan arang pada makanan anda karena hal ini menciptakan karsinogen yang dapat menyebabkan kanker.

10. Hindari penggunaan Teflon dan panci tanpa lengket sebagai pelapisnya karena ketika dipanaskan akan melepaskan racun yang akan terserap ke dalam makanan anda. Stainless steel, panci besi cor dan enamel Le Creuset merupakan peralatan masak alternatif yang baik.

11. Rendam padi-padian, kacang-kacangan dan biji-bijian mentah dalam semalam untuk menghilangkan asam fitat dan anti-nutrisi lain dan juga untuk mendorong pencernaan mereka.

12. Ini adalah sehat untuk membuat dressing atau saus salad anda sendiri karena selalu segar dan anda dapat memantau bahan-bahan yang masuk ke dalamnya bukan membelinya yang sudah disiapkan dari toko.

13. Minyak kelapa, mentega, lemak babi dan lemak tallow adalah baik untuk digunakan memasak dengan suhu tinggi; minyak zaitun dan minyak wijen adalah baik untuk digunakan memasak dan membuat saus untuk salad pada suhu rendah sampai sedang.

14. Tanamlah tanaman herbal anda sendiri di kebun dapur atau pot anda untuk herbal segar dan aromatik.

BAGIAN 2 Resep-resep Memasak untuk Skoliosis anda

Bab 5

Perihal Resep-resep

Masing-masing dari 115 resep yang ada di dalam buku ini ditujukan tidak hanya untuk memulihkan kesehatan tulang belakang anda, tetapi juga untuk kesehatan dan kebugaran umum anda. Saya telah mengkategorikan mereka berdasarkan salad, sup, daging, unggas, makanan laut dan makanan ringan. Saya harap anda, keluarga dan teman-teman anda akan menikmati cinta kasih yang datang bersama dengan setiap resep spesial tersebut.

Hal lain yang perlu dicatat adalah bahwa resep-resep tersebut telah dibuat dengan cara khusus untuk setiap tipe metabolik. Jadi, adalah penting bahwa anda tetap berkomitmen terhadap tipe metabolik anda untuk kesehatan dan kondisi terbaik hidup anda. Ada beberapa resep yang memiliki informasi untuk satu atau dua tipe metabolik. Jika bahan-bahan dan informasi tipe metabolik anda tidak tersedia, ini berarti bahwa resep tersebut tidak sesuai dengan tipe metabolik anda. Oleh karena itu, anda akan lebih baik jika menghindarinya. Sebaliknya, disarankan bahwa anda harus menggantinya dengan beberapa makanan yang anda diijinkan untuk memakannya.

Resep ini tidak kaku seperti batu bata dan mortir. Ketika anda sudah merasa nyaman dengan keterampilan memasak anda, anda dapat membiarkan energi kreatif anda mengalir dan muncul dengan variasi unik dari resep-resep ini.

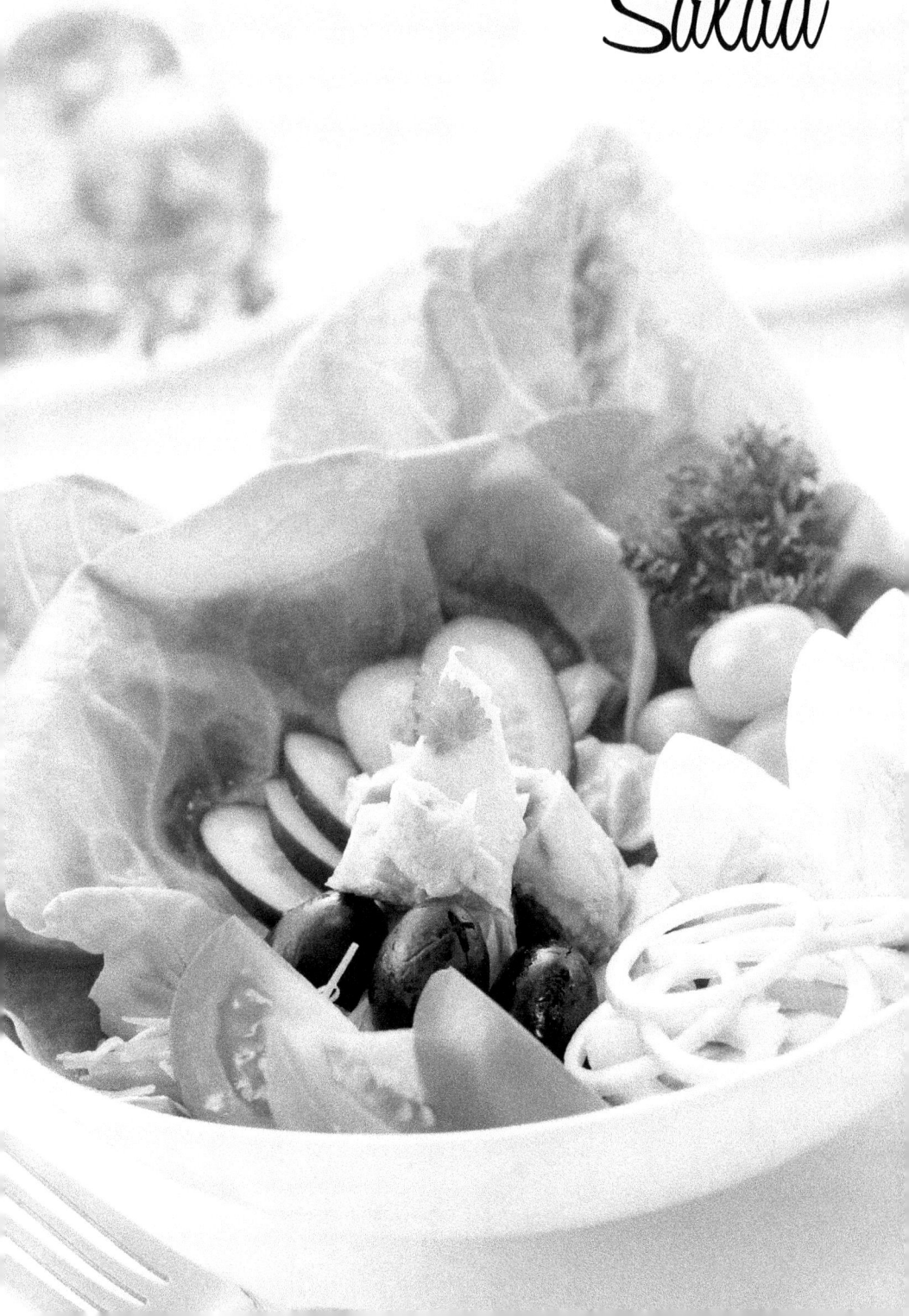

Salad

Salad Kerang Musim Panas

	Tipe Protein	Tipe Campuran	Tipe Karbohidrat
Bahan-bahan	• 1 jus anggur • 1 air jeruk organik • 1 air jeruk nipis • 450gr tomat ceri, potong menjadi dua • Segenggam daun ketumbar, dicacah • Garam laut secukupnya		
	• 454gr kerang • ¼ bawang merah, potong dadu • 2 alpukat, potong dadu	• 454gr kerang atau ikan tuna • ¼ bawang bombay merah, dipotong dadu • 2 alpukat, dipotong dadu	• 454gr ikan tuna • ½ bawang bombay merah, dipotong dadu • 1 alpukat, potong dadu • 1 cup (175gr) asparagus kukus segar
Petunjuk Penyajian	• Isi panci ukuran sedang dengan air penuh untuk dididihkan. Tambahkan sejumput garam. • Periksalah kerang. Terkadang kerang memiliki sedikit "rambut" ditubuhnya. Anda harus mengupas dan membuangnya. Masukkan kerang ke dalam air yang mendidih dan biarkan selama sekitar 5 menit. • Sementara itu, di dalam mangkuk besar, campur bawang, air jeruk, alpukat, tomat, daun ketumbar dan garam. • Tambahkan kerang. Campurlah dan aduklah menjadi satu. Makan sekarang atau simpan mangkuk tersebut ke dalam lemari es sampai kerang tersebut menjadi dingin.		

Fakta Kandungan Gizi

Kalori	256	247	234
Lemak	10g	9.2g	8g
Kabohidrat	19g	18.4g	16g
Protein	24g	23.7g	22.4g

Waktu Persiapan : 15 Menit   Porsi : 4

Salad Udang dan Alpukat

	Tipe Protein	Tipe Campuran	Tipe Karbohidrat
Bahan-bahan	• 3 sdm air jeruk nipis segar • ⅔ cup (67g) daun bawang, dicincang halus • ⅔ cup (33g) daun ketumbar, dicincang halus • Garam laut dan lada hitam yang sudah halus secukupnya		
	• 454g udang kupas matang • 2 alpukat, dikupas, dihilangkan isinya dan dipotong dadu • 2 pir berukuran sedang, dikupas, dihilangkan isinya dan dipotong dadu • 2 sdm minyak zaitun	• 454g udang kupas atau tuna yang sudah matang • 2 alpukat, dikupas, dihilangkan isinya dan dipotong dadu • 1 mangga ukuran sedang, dikupas, dihilangkan isinya dan dipotong dadu • 2 sdm minyak zaitun ektra virgin	• 454g tuna • 2 alpukat, dikupas, dihilangkan isinya dan dipotong dadu • 1 cup (175g) asparagus kukus segar • 2 mangga ukuran sedang, dikupas, dihilangkan isinya dan dipotong dadu • 1 sdm minyak zaitun ektra virgin
Petunjuk Penyajian	• Di dalam mangkuk kecil siapkan saus salad dengan menggabungkan air jeruk nipis dengan minyak zaitun. • Bumbui dengan garam dan merica dan kocok bersama-sama. Sisihkan. • Di dalam mangkuk besar, campurkan mangga dengan alpukat, daun bawang, daun ketumbar dan udang. Tuang saus dan aduk rata. Salad tersebut paling baik disajikan dingin, jadi jika anda tidak ingin segera menghidangkannya, biarkanlah dingin sampai kemudian.		

Fakta Kandungan Gizi

Kalori	259	239	231
Lemak	12g	10.6g	9.4g
Kabohidrat	27g	25.3g	20g
Protein	15g	14.6g	14.2g

Waktu Persiapan : 15 Menit   Porsi : 4

Salad Ikan dengan Alpukat dan Bakon

	Tipe Protein	Tipe Campuran	Tipe Karbohidrat
Bahan-bahan	• 2 sdm adas sowa/dill segar yang dicincang halus • 2 sdm air jeruk nipis • Garam laut dan merica • Minyak untuk membakar		
	• 454g steak salmon • 1 cangkir daging bacon matang yang dihancurkan • ¼ cangkir bawang merah yang dicincang halus • 1 alpukat berukuran sedang, dikupas, dihilangkan isinya dan dipotong dadu	• 454g steak tuna sirip kuning • ½ cangkir bacon matang yang dihancurkan • ¼ cangkir bawang merah yang dicincang halus • 1 alpukat berukuran sedang, dikupas, dihilangkan isinya dan dipotong dadu	• 454g steak tuna sirip kuning • ½ cangkir bacon matang yang dihancurkan • ½ cangkir bawang merah yang dicincang halus • ½ alpukat berukuran sedang, dikupas, dihilangkan isinya dan dipotong dadu • 1 asparagus kukus segar
Petunjuk Penyajian	• Panaskan wajan besar dengan api besar, selama 2 menit. • Olesi tuna atau salmon dengan minyak dan taburi sedikit garam dan merica. • Masukkan ke dalam wajan panas dan bakar sampai kecoklatan di bagian luarnya, sekitar 3 menit untuk setiap sisinya untuk setengah matang, kurang matang. • Ikan tuna atau salmon yang dingin; potong dadu. • Campur dengan bahan-bahan lainnya. • Sajikan tersendiri atau letakkan di atas campuran sayuran.		

Fakta Kandungan Gizi

Kalori	187	171	165
Lemak	13g	11g	9.6g
Kabohidrat	14g	11g	8g
Protein	16g	15.2g	14g

Waktu Persiapan : 10 Menit   Porsi : 4

Salad Tuna Cranberry

	Tipe Protein	Tipe Campuran	Tipe Karbohidrat
Bahan-bahan	• 340 gr ikan tuna kaleng • ¼ cup (58g) mayones, atau rasa yang lebih		
	• 3 batang seledri, cincang halus • ¼ cup (38g) bawang bombay merah dicincang halus • ½ cup (75g) kismis kering	• 2 batang seledri, cincang halus • ¼ cup (38g) bawang bombay merah dicincang halus • ½ cup (60g) cranberry kering	• 1 batang seledri, cincang halus • ½ cup (73g) mentimun yang dipotong dadu • ½ cup (38g) bawang bombay merah dicincang halus • ½ cup (60g) cranberry kering
Petunjuk Penyajian	• Cukup campur semua bahan bersama-sama ke dalam mangkuk. • Sajikan pada suhu kamar atau dingin.		

Fakta Kandungan Gizi

Kalori	353	337	324
Lemak	20g	18.9g	17g
Kabohidrat	8g	6.9g	5.7g
Protein	33g	33g	32.4g

Waktu Persiapan : 10 Menit   Porsi : 2

Salad Ayam Tahini

	Tipe Protein	Tipe Campuran	Tipe Karbohidrat
Bahan-bahan	• 5 sdm minyak zaitun ekstra virgin • 2 sdm saus Tahini dari biji wijen • 2 sdm cuka sherry/anggur • biji wijen untuk hiasan		
	• 0,9kg paha ayam buras, potong dadu 2,5 cm • ½ cup (13g) peterseli dicincang kasar • 4 wortel, diparut • 4 lobak, diiris	• 0,9kg dada ayam buras, potong dadu 2,5 cm • ½ cup (13g) peterseli dicincang kasar • 3 wortel, diparut • 6 lobak, diiris	• 0,9kg dada ayam buras, potong dadu 2,5 cm • 1 cup (13g) peterseli dicincang kasar • 2 wortel, diparut • 8 lobak, diiris
Petunjuk Penyajian	• Bumbui ayam buras dengan sedikit garam dan merica dan campur dengan 2 sendok makan minyak zaitun. • Nyalakan api oven sampai tinggi dan masak ayam buras selama 10 menit, aduk sekali atau dua kali. Biarkan agak dingin. • Kocok minyak zaitun, tahini dan cuka. • Di dalam mangkuk besar, campurkan ayam buras dengan wortel, lobak dan peterseli. • Siramkan saus di atas dan aduk rata. Hiasi dengan biji wijen. • Sajikan pada suhu kamar atau dingin.		

Fakta Kandungan Gizi

Kalori	600	532	468
Lemak	38.3g	25g	18g
Kabohidrat	7g	5.7g	4g
Protein	67g	63.5g	58g
Waktu Persiapan : 20 Menit Porsi : 4			

Salad Ayam Persik

	Tipe Protein	Tipe Campuran	Tipe Karbohidrat
Bahan-bahan	• 1 buah persik atau nectarine besar yang matang, dicuci, dihilangkan isinya dan dicincang (tidak perlu dikupas) • Segenggam kacang almond, dicincang • ½ sdt cuka sari apel tanpa disaring (sebaiknya yang masih kasar/mentah) • 2 sdm air jeruk, baru diperas • ¼ hingga ½ sdt bubuk kari • ⅛ sdt cengkeh halus • Hiasan: Daun segar selada mentega/butter lettuce utuh organik		
	• 1 ½ cup paha ayam buras masak yang dipotong dadu • 1 cup (25g) seledri dipotong dadu halus • 3 sdm mayones • 2 sdm peterseli segar, cincang	• 1 ½ cup dada ayam buras masak yang dipotong dadu • ½ cup (13g) seledri dipotong dadu halus • 3 sdm mayones • 2 sdm peterseli segar, cincang	• 1 ½ cup dada ayam buras masak yang dipotong dadu • ½ cup (73g) timun dipotong dadu halus • 1 ½ sdm mayones • cangkir peterseli segar, cincang
Petunjuk Penyajian	• Aduk buah persik, ayam buras, seledri dan almond bersama-sama. • Kocok bahan-bahan untuk saus bersama-sama dan tuangkan di atas campuran ayam buras. • Aduk dengan lembut untuk melapisinya. • Sajikan segera di atas daun selada mentega organik, atau dinginkan di dalam lemari es sebelum disajikan.		

Fakta Kandungan Gizi

Kalori	115	109	105
Lemak	1g	0.7g	0.3g
Kabohidrat	28.3g	25.6g	23g
Protein	2.9g	2.2g	1.5g
Waktu Persiapan : 20 Menit Porsi : 2			

Salad Bacon Brokoli

	Tipe Protein	Tipe Campuran	Tipe Karbohidrat
Bahan-bahan	• 3 sdm madu mentah, sirup maple murni Grade B, atau gula aren • 3 sdm cuka sari apel tanpa disaring, sebaiknya yang masih mentah • 1 cup (125g) almond atau walnut, dicincang kasar • ½ cup (75g) berbagai macam kismis atau buah kering • atau 1 cup buah segar yang dipotong: anggur, ceri, blueberry, atau apel cincang (opsional)		
	• 1 cup (231g) mayones • 15 iris bacon matang, dipotong atau dihancurkan menjadi potongan-potongan kecil • 2 brokoli besar segar, potong menjadi kuntum-kuntum kecil atau yang lebih kecil • 1 kembang kol besar segar, potong menjadi kuntum-kuntum kecil atau yang lebih kecil	• 1 cup (231g) mayones • 10 iris bacon matang, dipotong atau dihancurkan menjadi potongan-potongan kecil • 3 brokoli besar segar, potong menjadi kuntum-kuntum kecil atau yang lebih kec	• ½ cup (115g) mayones • 10 iris bacon matang, dipotong atau dihancurkan menjadi potongan-potongan kecil • 3 brokoli besar segar, potong menjadi kuntum-kuntum kecil atau yang lebih kecil
Petunjuk Penyajian	• Campurkan mayones dan madu atau sirup maple ke dalam mangkuk besar dan aduk rata (sesuaikan rasa asam manis dengan cuka sari apel). • Tambahkan bacon, brokoli, kembang kol, kacang-kacangan, dan buah kering dan aduk sampai semuanya rata dan terlapisi saus. • Rasa akan terbaik jika dibiarkan terasinkan di dalam lemari es atau di atas es di dalam pendingin untuk setidaknya selama beberapa jam		

Fakta Kandungan Gizi

Kalori	187	172	155
Lemak	8g	6.8g	5g
Kabohidrat	5g	4.1g	3.4g
Protein	7g	5.2g	4g

Waktu Persiapan : 10 Menit   Porsi : 4 - 6

Salad Steak Saus Chimicurri

	Tipe Protein	Tipe Campuran	Tipe Karbohidrat
Bahan-bahan	• ¼ cup (63ml) cuka sherry atau cuka anggur merah • 2 siung bawang putih, dikupas • ¼ sdt serpihan merica merah • 1 sdm daun oregano kering atau ¼ cup daun oregano segar • 0,45kg steak sancan/bag. daging sapi yang berasal dari otot perut • 3 genggam besar salad hijau		
	• ¾ cup (165ml) minyak zaitun ekstra virgin. • 1 ikat peterseli Italia besar yang segar	• ¾ cup (165ml) minyak zaitun ekstra virgin. • 1 ikat peterseli Italia besar yang segar	• ¾ cup (165ml) minyak zaitun ekstra virgin. • 1 ikat peterseli Italia besar yang segar
Petunjuk Penyajian	• Panaskan panggangan sampai setengah tinggi. • Campur minyak zaitun, cuka, cengkeh, lada merah dan oregano ke dalam blender, kemudian tambahkan segenggam kecil peterseli. • Gunakan spatula karet, sendok atau pisau mentega organik untuk mengurai dan mengaduk daun-daun tersebut di antara pencampurannya. • Akhirnya, saus akan menjadi lebih mudah dicampur; terus campur/ blender sampai halus. Tambahkan sedikit garam jika diperlukan. • Beri sedikit garam dan merica pada steak. Panggang selama enam menit di setiap sisinya untuk setengah matang. Diamkan 5 menit sebelum mengiris steak dan mencampurkannya dengan salad hijau. • Tuangkan sedikit demi sedikit saus chimichurri di atas salad tersebut.		

Fakta Kandungan Gizi

Kalori	79	79	75
Lemak	7g	7g	6.1g
Kabohidrat	0g	0g	0g
Protein	4g	4g	4g
Waktu Persiapan : 20 Menit Porsi : 3			

Salad Loin Babi Vinaigrette Kurma

	Tipe Protein	Tipe Campuran	Tipe Karbohidrat
Bahan-bahan	• 4 kurma, hilangkan isinya • parut kulit bagian luar dari 1 jeruk limun berukuran besar • 8 siung bawang putih • 1 sdm cuka sherry/anggur • 1 adas manis • 4 tangkup campuran salad hijau		
	• 227g daging pinggang babi • ½ cup (110ml) minyak zaitun ekstra virgin • 2 ikan teri	• 227g daging pinggang babi tidak berlemak • ½ cup (110ml) minyak zaitun ekstra virgin • 2 fillet ikan teri	• 227g daging babi tidak berlemak • ¼ cup (55ml) minyak zaitun ekstra virgin
Petunjuk Penyajian	• Iris daging pinggang babi menjadi bulatan dengan tebal tidak lebih dari 2,5cm. Beri sedikit garam dan merica daging tersebut dan sisihkan. • Di dalam food processor atau blender, olah kurma, ikan asin, kulit jeruk limun, bawang putih, minyak zaitun dan cuka sampai tercampur rata sebanyak mungkin. Saus Vinaigrette tersebut akan memiliki tekstur tebal, padat. • Hilangkan batang dan daun dari adas dan belah umbinya menjadi dua, buang bagian tengahnya. Iris menjadi potongan yang tipis. • Panaskan beberapa sendok makan minyak zaitun ke dalam wajan di atas api sedang. Tambahkan irisan adas, tumis sampai berwarna kecoklatan, sekitar 3 menit agar adas menjadi sedikit renyah, lebih lama untuk melembutkan tekstur dan membuat rasanya menjadi lebih lembut. • Tambahkan daging babi dan pada sisi pertamanya , oleskan sekitar satu sendok teh saus vinaigrette ke masing-masing bagian. • Setelah tiga menit, balikkan daging babi tersebut dan masak hanya beberapa menit lagi, sehingga bagian luar daging akan kecokelatan tetapi bagian dalamnya masih sedikit merah muda. • Aduk salad hijau dengan saus vinaigrette yang tersisa dan bagi pada dua piring. • Letakkan dibagian atasnya dengan adas tersebut dan babi.		

Fakta Kandungan Gizi

Kalori	702	687	653
Lemak	43g	38g	33.2g
Kabohidrat	45g	45g	41g
Protein	39g	39g	37g

Waktu Persiapan : 20 Menit   Porsi : 2

Salad Telur Benediktus

	Tipe Protein	Tipe Campuran	Tipe Karbohidrat
Bahan-bahan	• 4 butir telur, ditambah 2 butir kuning telur • 1 sdt cuka • 3 sdm air lemon segar • 1 sdt Dijon mustard • ¼ sdt garam laut • 196 gr bayam atau arugula mentah		
	• 8 iris bacon atau prosciutto • ½ cup (1 potong) mentega organik tawar, dilelehkan • ⅛ cup (19g) bawang bombay merah cincang halus	• 4 iris bacon atau prosciutto • ½ cup (1 potong) mentega organik tawar, dilelehkan • ¼ cup (38g) bawang merah dicincang halus	• 2 iris bacon atau prosciutto • ¼ cup (1 potong) mentega organik tawar, dilelehkan • ¼ cup (38g) bawang merah dicincang halus
Petunjuk Penyajian	• Jika menggunakan bacon, masaklah dengan menggunakan metode pilihan anda dan hancurkan menjadi potongan-potongan kecil setelah dingin. • Jika menggunakan prosciutto, robeklah menjadi kepingan-kepingan dan tumis ke dalam wajan panas selama beberapa menit agar menjadi garing. Sisihkan. • Isi periuk atau panci dengan 7,5-10 cm air dan tambahkan cuka. • Didihkan dengan api kecil. Pecahkan 1 butir telur ke dalam cangkir kopi kemudian masukkan telur tersebut dengan lembut ke dalam air. • Ulangi proses tersebut dengan tiga sisa telur, beri jarak masing-masing dengan sama di dalam panci. • Jaga air tetap mendidih dengan api kecil, jangan sangat mendidih, sampai putih telurnya menjadi keras, sekitar 2 menit. • Ambil telur tersebut dengan sendok berlubang dan pindahkan telur tersebut ke atas piring. • Keringkan air yang berlebih dengan kertas hisap. • Campurkan air lemon dan mustard Dijon lalu tambahkan ke dalam salad.		

Fakta Kandungan Gizi

Kalori	335	304	296
Lemak	19.5g	17.8g	14.2g
Kabohidrat	35g	30.1g	26.8g
Protein	45g	43g	42.3g

Waktu Persiapan : 20 Menit   Porsi : 4

Salad Telur dan Bacon

	Tipe Protein	Tipe Campuran	Tipe Karbohidrat
Bahan-bahan	• 1 bagian atas frisee kecil • 3 bagian atas romaine kecil • 1 bawang merah, dicincang halus • 3 sdm cuka sherry/anggur • 1 sdm mustard		
	• 227gr bacon atau pancetta matang, potong kecil-kecil • 4 butir telur	• 113gr bacon atau pancetta matang, potong kecil-kecil • 4 butir telur	• 113gr ham dipotong-potong kecil • 2 butir telur

Petunjuk Penyajian

- Frisee adalah sayuran tradisional yang digunakan, tetapi jika anda merasa terlalu "berumput", gantilah dengan bayam segar atau urugula/salad rocket.
- Robek kepala/bag.atas frisee dan romaine menjadi potongan seukuran gigitan dan masukkan ke dalam mangkuk.
- Tumis bacon/ham sampai renyah.
- Jaga panas tetap sedang, tambahkan bawang merah. Tumis beberapa menit kemudian tambahkan cuka dan mustard.
- Aduk ketika mendidih selama sekitar 20 detik kemudian angkat dan tuangkan di atas sayuran.
- Salad dapat disajikan dengan telur rebus ataupun telur goreng. Untuk menggoreng, cukup panaskan minyak atau mentega organik di dalam wajan dan masak telur sampai mereka mencapai kematangan yang diinginkan.
- Untuk merebus, masukkan air sepanci kecil sampai mendidih lembut. Pecahkan kulit telur ke dalam mangkuk atau cangkir, lalu masukkan dengan hati-hati ke dalam air. Biarkan telur masak selama beberapa menit sampai putih telur menjadi keras dan kuning telur menjadi keputihan.

Fakta Kandungan Gizi

Kalori	306	306	291
Lemak	18.9g	18.9g	16.7g
Kabohidrat	14.6g	14.6g	12.3g
Protein	19.4g	19.4g	17.9g

Waktu Persiapan : 10 Menit   Porsi : 4

Salad Blueberry dengan Vinaigrette Berry

	Tipe Protein	Tipe Campuran	Tipe Karbohidrat
Bahan-bahan	• 1 cup (140g) blueberry • ¼ cup (56ml)minyak kenari • 1 sdm cuka anggur putih • 1 sdm madu • ¼ cup (125g)raspberry • Garam laut secukupnya		
	• 4 tangkup bayam • 2 alpukat, dipotong-potong kecil • 1 cup (125g)kenari	• 4 genggam salad Rocket atau bayam • 1 alpukat, dipotong-potong • 1 cup (125g)kenari	• 4 tangkup salad Rocket • 2 mentimun, dipotong-potong kecil • ½ cup (62g)kenari
Petunjuk Penyajian	• Di dalam mangkuk besar, campur blueberry, bayam/salad Rocket, kenari dan alpukat /mentimun. • Di dalam blender, campurkan minyak kenari, cuka, madu dan raspberry sampai tercampur dengan baik dan halus. • Tambahkan garam secukupnya. • Tuang sedikit demi sedikit saus raspberry di atas salad, aduk dan sajikan.		

Fakta Kandungan Gizi

Kalori	229	229	2000
Lemak	22g	22g	18g
Kabohidrat	294g	29.4g	24.15g
Protein	23g	23g	21g
Waktu Persiapan : 15 Menit Porsi : 2			

Salad Kale dengan Alpukat dan Hazelnut

	Tipe Protein	Tipe Campuran	Tipe Karbohidrat
Bahan-bahan	• Air dari setengah jeruk (sekitar ¼ cup) • Air dari setengah lemon (sekitar 2 sdm) • ½ cup (115ml)minyak kemiri • 1 ikat kangkung • ½ cup (85g)hazelnut, dicincang kasar • Garam laut dan merica secukupnya		
	• 1 kaleng sarden • 2 alpukat, dikupas dan dipotong menjadi potongan-potongan kecil	• 1 kaleng sarden • 1 alpukat, dikupas dan dipotong menjadi potongan-potongan kecil	• 1 kaleng ikan tuna • 1 mentimun, dikupas dan dipotong menjadi potongan-potongan kecil
Petunjuk Penyajian	• Kocok bersama-sama air jeruk dan lemon bersama dengan minyak di dalam mangkuk. • Potong batang tengah yang keras dan kenyal dari setiap daun kale dengan pisau, dan kemudian iris-iris daun kangkung. • Aduk kangkung, alpukat dan sarden/tuna dengan saus. • Bumbui dengan garam dan merica. • Taburi dengan hazelnut di atasnya.		

Fakta Kandungan Gizi

Kalori	561	561	556
Lemak	50g	50g	47g
Kabohidrat	29g	29g	26g
Protein	9g	9g	9g

Waktu Persiapan : 15 Menit   Porsi : 4

Salad Terung dan Adas

	Tipe Protein	Tipe Campuran	Tipe Karbohidrat
Bahan-bahan	• 1 terong besar • 1 adas manis, diiris sangat tipis • 2 sdm cuka sherry/anggur • 1-2 siung bawang putih, dicincang halus • ¼ sdt paprika • ½ sdt garam • 1-2 daun bawang		
	• ¼ cup (55ml) minyak zaitun ekstra virgin • ¼ cup (7g) peterseli dicincang halus	• ¼ cup (55ml) minyak zaitun ekstra virgin • ¼ cup (7g) peterseli dicincang halus	• 1/8 cup (28ml) minyak zaitun ekstra virgin • ½ cup (13g) peterseli dicincang halus
Petunjuk Penyajian	• Potong terung setengah memanjang, lalu potong masing-masing setengah memanjang menjadi empat bagian. • Tempatkan di piring dan tutup (piring lain dapat digunakan untuk ini) kemudian masukkan ke dalam microwave selama 6 menit, sampai terong menjadi lembut dan mudah untuk ditusuk dengan garpu. • Iris terung menjadi potongan seukuran gigitan dan campur ke dalam mangkuk dengan adas. • Di dalam mangkuk kecil, kocok minyak zaitun, cuka, bawang putih, paprika dan garam. • Tuang di atas terong. Tambahkan peterseli dan daun bawang hijau ke dalam mangkuk. Aduk rata.		

Fakta Kandungan Gizi

Kalori	97	97	98
Lemak	5g	5g	5g
Kabohidrat	7g	7g	8g
Protein	14g	14g	14g

Waktu Persiapan : 20 Menit   Porsi : 2

Salad Rumput Laut Pedas

	Tipe Protein	Tipe Campuran	Tipe Karbohidrat
Bahan-bahan	• ¼ cup rumput laut yang dibulatkan yang segar atau kering yang dicampur • 1 sdm cuka sari apel atau anggur beras * • 1 sdt kecap tamari bebas gandum • 1 sdt madu (opsional) * • 0,62-1,9ml saus cabai, secukupnya (atau sedikit cabai segar atau serpihan paprika merah)		
	• 2 alpukat • 4 sdm minyak wijen panggang	• 2 mentimun besar • 3 sdm minyak wijen panggang	• 3 mentimun besar • 2 sdt minyak wijen panggang
Petunjuk Penyajian	• Jika kulit mentimun tebal dan/atau berlilin, kupas dengan pengupas sayuran. • Potong mentimun/alpukat memanjang dan ambil bijinya dengan sendok. • Kemudian potong mentimun melintang berbentuk "bulan". • Jika menggunakan rumput laut segar, bilas dengan baik untuk menghilangkan kelebihan garam yang digunakan di dalam kemasannya (atau pasir jika baru diambil). • Jika menggunakan rumput laut kering, rendam di dalam air yang disaring untuk menggemukkannya kembali dan tiriskan. • Potong dengan gunting dapur menjadi potongan-potongan kecil jika terlalu besar. • Kocok bahan-bahan tersisa secara bersama-sama. • Tempatkan mentimun/alpukat ke dalam piring dengan rumput laut yang ditiriskan dan berilah sausnya; • Aduk agar saus menjadi rata.		

Fakta Kandungan Gizi

	Tipe Protein	Tipe Campuran	Tipe Karbohidrat
Kalori	209	207	207
Lemak	3g	2.8g	2.6g
Kabohidrat	22g	22g	21g
Protein	14g	14g	14g

Waktu Persiapan : 10 Menit   Porsi : 2

Salad Aegean

	Tipe Protein	Tipe Campuran	Tipe Karbohidrat
Bahan-bahan	• 1 tomat sedang, buang bijinya dan dicincang • 1/3 cup (58g)paprika hijau, dicincang • 8 buah zaitun hitam dibuang bijinya, potong menjadi empat • ¼ cup (34ml)cuka anggur merah • 1 sdm oregano segar, dicincang • Garam dan merica secukupnya		
	• 6 sdm minyak virgin ekstra • 2 mentimun, dikupas, buang bijinya dan potong dadu • 2 cup kembang kol kecil • 4 filet ikan teri, dicincang • 3 sdm keju feta	• 4 sdm minyak virgin ekstra • 3 mentimun, dikupas, buang bijinya dan potong dadu • 3 sdm keju feta	• 2 ½ sdm minyak virgin ekstra • 4 mentimun, dikupas, buang bijinya dan potong dadu • 2 sdm keju feta
Petunjuk Penyajian	• Campurkan mentimun, tomat cincang, paprika hijau, buah zaitun hitam dan irisan daun bawang di dalam mangkuk pencampuran atau sajian besar. • Remahkan keju feta di atas. Siram gerimis cuka dan minyak zaitun di atas salad. Taburi dengan oregano, garam dan merica. • Aduk di meja sesaat sebelum disajikan		

Fakta Kandungan Gizi

Kalori	173	145	100
Lemak	14g	12g	7g
Kabohidrat	10g	8g	9g
Protein	5g	3g	3g
Waktu Persiapan : 5 Menit Porsi : 4			

Salad Merambah Kebun

	Tipe Protein	Tipe Campuran	Tipe Karbohidrat
Bahan-bahan	• ¾ cup (19g) peterseli cincang • 2 tangkai marjoram segar /1 ½ sdt yang kering • 1 bawang merah sedang, dicincang halus • 224gr kecambah semanggi • 4 lobak, dicincang • ¼ sdt lada hitam segar • 3 semprot Aminos Cair Bragg (sekitar ½ sdt)		
	• 3 cup (750g) cauliflowerettes • 1 cup (250g) brokoli flowerettes • 6 sdm Basic Sunny Seed Mix • 2 sdm minyak virgin ekstra	• 2 sdm minyak virgin ekstra • 2 cup (500g) brokoli flowerettes • 1 cup (250g) cauliflowerettes • 2 sdm Basic Sunny Seed Mix	• 2 cup (500g) brokoli flowerettes • 1 cup tangkai brokoli, kupas dan potong dadu • 1 ½ cup (38g) peterseli • 1 1/3 sdm minyak virgin ekstra • 1 sdm Basic Sunny Seed Mix
Petunjuk Penyajian	• Chop brokoli / kembang kol sampai cincang kasar • Kombinasikan dengan peterseli, marjoram, bawang merah, kubis, campuran benih lobak dalam mangkuk saji besar. • Gerimis dengan minyak, taburi dengan lada dan spritz dengan Bragg. • Aduk dan sajikan		

Fakta Kandungan Gizi

Kalori	118	89	75
Lemak	10g	7g	5g
Kabohidrat	6g	6g	7g
Protein	3g	3g	3g

Waktu Persiapan : 10 Menit   Porsi : 4

Salad Adukan Terung Lezat

	Tipe Protein	Tipe Campuran	Tipe Karbohidrat
Bahan-bahan	• 227gr terong sedang • 1 sdt garam laut • ½ sdt bumbu daging unggas/ poultry seasoning atau daun thyme • ½ sdt basil atau oregano kering • 2 sdt caper, tiriskan		
	• 1 mentimun sedang, diparut dan ditepuk-tepuk kering • 946 gr bayam • ¼ cup saus salad biji matahari • 118 gr kalkun matang (daging gelap)	• 1 mentimun sedang, diparut dan ditepuk-tepuk kering • 1 bagian atas daun selada besar • ¼ cup saus salad biji matahari • 118 gr kalkun matang dadu (daging gelap dan terang)	• 2 mentimun sedang, diparut dan ditepuk-tepuk kering • 1 bagian atas daun selada besar • 1 sdm saus salad biji matahari • 118 gr kalkun matang dadu (daging terang)
Petunjuk Penyajian	• Nyalakan pemanggang. Potong terong menjadi ¼ irisan. Tempatkan irisan tersebut di atas loyang. Taburi dengan garam, bumbu unggas dan kemangi. • Sate sekitar 3-4 menit per sisi sampai irisan terung mulai menjadi coklat. Angkat. • Sementara itu, robek selada/bayam yang sudah dicuci ke dalam mangkuk saji besar. Tambahkan mentimun ke dalam salad bersama dengan potongan kalkun. Potong terong panggang menjadi potongan-potongan kecil dan tambahkan salad dengan capers. • Tuangkan saus di atas salad dan aduk		

Fakta Kandungan Gizi

Kalori	279	209	134
Lemak	15g	10g	4g
Kabohidrat	13g	18g	13g
Protein	221g	18g	13g
Waktu Persiapan : 15 Menit Porsi : 2			

Salad Brunch Renda Perancis

	Tipe Protein	Tipe Campuran	Tipe Karbohidrat
Bahan-bahan	• 1 daun bawang sedang, diiris • 1 sdm minyak zaitun ekstra virgin • 2 sdt mustard Dijon • ¼ sdt garam • 1/3 sdt lada hitam		
	• 8 irisan bacon kalkun, dipotong kecil-kecil • Saus hollandaise hangat (1 sdm per orang sebagai pengganti saus vinaigrette) • 1 bagian atas frisee atau selada endive keriting • 1 ikat bayam	• 6 butir telur • 2 sdm cuka sari apel • 2 bagian atas frisee atau selada endive keriting	• 2 sdm air jeruk nipis, baru diperas • 4 butir telur • 2 bagian atas frisee atau selada endive keriting
Petunjuk Penyajian	• Cuci, tiriskan dan robek selada dan tempatkan ke dalam mangkuk saji besar. • Tumis bacon kalkun ke dalam wajan di atas api sedang sampai renyah. Angkat dan taburkan di atas sayuran. • Tambahkan irisan daun bawang ke wajan dan tumis selama 1 menit. Angkat dari api. • Kocok minyak zaitun, cuka/air lemon/saus hollandaise, mustard, garam dan merica untuk dicampurkan. Tuang di atas sayuran dan aduk. • Panaskan air sedalam dua jari sampai mendidih di dalam panci sedang. Tambahkan sedikit cuka dan kurangi api hingga menengah rendah. Pecahkan kulit telur, satu per satu ke dalam cangkir kecil, dan kemudian dengan hati-hati masukkan telur ke dalam air mendidih. Rebus selama 3-4 menit saja. • Bagi salad ke setiap piring saji. Angkat telur rebus dengan pelan menggunakan sendok berlubang dan letakkan di atas setiap porsi.		

Fakta Kandungan Gizi

Kalori	243	192	156
Lemak	16g	14g	11g
Kabohidrat	6g	4g	4g
Protein	20g	13g	10g

Waktu Persiapan : 15 Menit   Porsi : 4

Salad Mentimun Yunani

	Tipe Protein	Tipe Campuran	Tipe Karbohidrat
Bahan-bahan	• ½ sdt garam laut • ½ sdt biji seledri • 2 siung bawang putih, dicincang • serpihan peterseli atau dill untuk hiasan • 1 sdt cuka anggur merah		
	• 709 gr cauliflowerette • ¼ cup krim asam • ¼ cup plain yoghurt	• 2 mentimun sedang • ¼ cup krim asam • ¼ cup plain yoghurt	• 3 mentimun sedang • ¾ cup yoghurt rendah lemak
Petunjuk Penyajian	• Kupas, ambil bijinya dan iris mentimun menyamping dan masukkan ke dalam mangkuk saji. • Tambahkan garam, biji seledri, krim asam, yoghurt, cuka dan bawang putih cincang. Aduk rata. • Hiasan, taburi dengan peterseli atau dill dan sajikan dengan segera		

Fakta Kandungan Gizi

Kalori	164	143	68
Lemak	6g	5g	1g
Kabohidrat	23g	16g	10g
Protein	9g	6g	4g
Waktu Persiapan : 10 Menit Porsi : 2			

Salad Ratatouille Panggang

	Tipe Protein	Tipe Campuran	Tipe Karbohidrat
Bahan-bahan	• 227gr terong, potong ½ irisan-irisan • 113gr labu zucchini, potong ½ irisan-irisan • 113gr labu kuning, potong menjadi empat • 1 paprika merah sedang, buang bijinya dan dipotong menjadi empat • 1 bawang merah kecil, diiris, dipotong bulat • 113gr tomat roma atau plum, dibelah dua • 4 siung bawang putih utuh		
	• ¼ cup (55ml) minyak zaitun ekstra virgin • 113gr zaitun hitam kaleng, tiriskan • 8 jamur portabella sedang, potong menjadi dua bagian	• ¼ cup (55ml) minyak zaitun ekstra virgin • 113gr zaitun hitam kaleng, tiriskan • 4 jamur portabella sedang	• 2 sdm minyak zaitun • 2 buah zaitun hitam per porsi • 4 jamur portabella sedang
Petunjuk Penyajian	• Olesi terong, zucchini, labu kuning, paprika, irisan bawang merah, tomat dan jamur dengan minyak zaitun. • Panggang sayuran di atas panggangan gas, arang atau bahkan di bawah panggangan oven anda selama 3-5 menit untuk setiap sisinya sampai transparan dan hangus sebagian. • Agak dingin dan dipotong menjadi potongan besar dan susun di atas piring besar atau mangkuk sajian yang dangkal. • Potong bawang putih dan zaitun memanjang menjadi potongan-potongan dan kemudian iris. Campur dengan daun oregano dan taburi di atas salad yang disusun. • Sajikan sedikit hangat atau pada suhu kamar.		

Fakta Kandungan Gizi

Kalori	285	256	204
Lemak	22g	17g	11g
Kabohidrat	24g	24g	26g
Protein	7g	7g	7g
Waktu Persiapan : 20 Menit Porsi : 4			

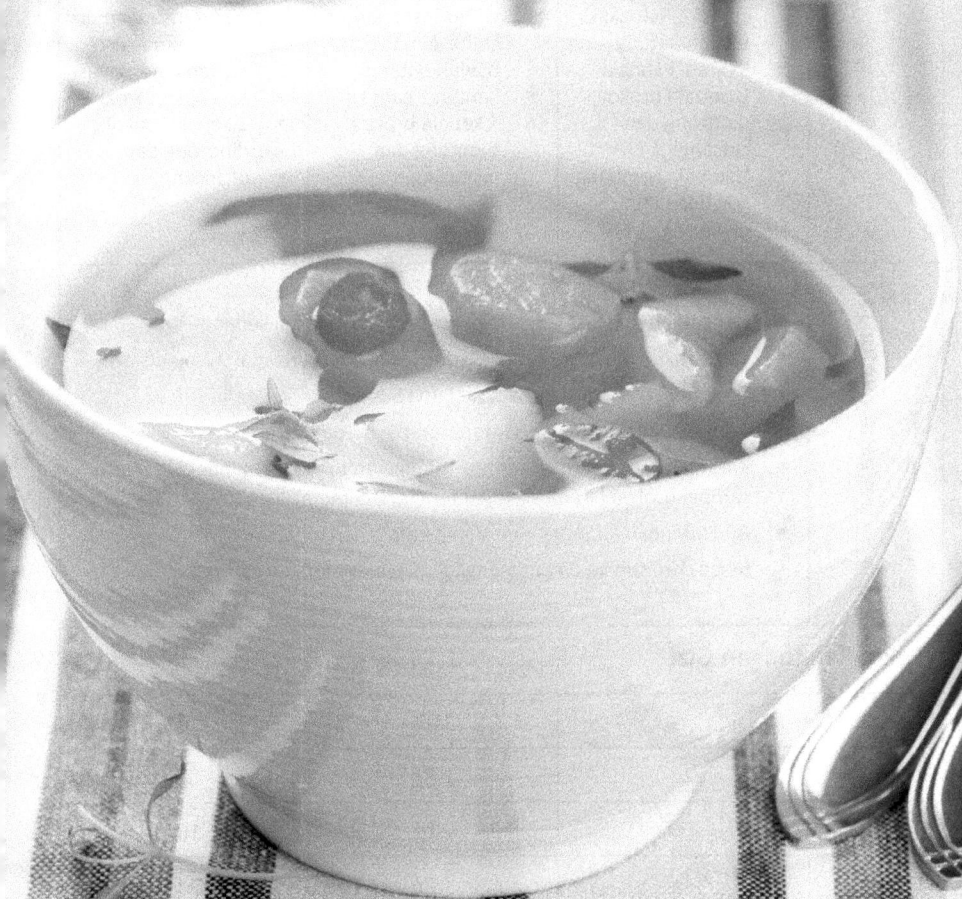

Sup

Sup Sayuran Thai

	Tipe Protein	Tipe Campuran	Tipe Karbohidrat
Bahan-bahan	• 1 liter Pacific Foods Organic Vegetable Broth • 1 sdm akar jahe segar, dicincang • 2 sdm air jeruk nipis, baru diperas • ¼ sdt garam laut Celtic • 118gr daun ketumbar, di cincang		
	• 2 sdm minyak zaitun ekstra virgin • ½ bawang bombay, dicincang halus • 710gr irisan jamur shiitake, pangkas bawah batang • Santan 1 cangkir • ½ kepala brokoli, dipotong dan cincang • ½ kepala kembang kol, diiris dan dicincang	• 2 sdm minyak zaitun ekstra virgin • 1 bawang bombay, dicincang halus • 473gr irisan jamur shiitake, pangkas bawah batang • Santan 1 cangkir • 1 kepala brokoli, dipotong dan dicincang	• 1 sdm minyak zaitun ekstra virgin • 1 bawang bombay, dicincang halus • 237gr irisan jamur shiitake, pangkas bawah batang • ½ cangkir santan • 1 kepala brokoli, dipotong dan dicincang
Petunjuk Penyajian	• Hangatkan minyak di dalam panci besar di atas api sedang • Tambahkan bawang bombay, aduk sampai layu, sekitar 10 menit • Tambahkan jamur dan tumis selama 5 menit • Aduk dengan kaldu dan santan, sampai mendidih • Kurangi panas sampai sedang, tambahkan brokoli dan jahe dan masak sampai brokoli berwarna hijau terang, 3-5 menit • Aduk dengan air jeruk nipis dan garam • Masukkan sup ke dalam mangkuk dan hiasi dengan ketumbar		

Fakta Kandungan Gizi

Kalori	110	109	107
Lemak	2g	1.8g	1.3g
Kabohidrat	23g	21g	18g
Protein	4g	3.8g	3.1g

Waktu Persiapan : 25 Menit   Porsi : 4

Sup Sosis dan Acar Kubis Lembut

	Tipe Protein	Tipe Campuran	Tipe Karbohidrat
Bahan-bahan	• 1 cup (150g) asinan kubis, cuci dan tiriskan • ⅓ cup (80ml) dry white wine • 2 ½ cup (625ml) kaldu ayam buras • ¼ cup krim kental • 2 sdt mustard Dijon		
	• 226 gr domba atau sosis babi, diiris • 4 sdm mentega • 59gr bawang putih, dicincang	• 226 gr sosis babi, diiris • 2 sdm mentega • 118gr bawang putih, dicincang	• 118gr sosis ayam, diiris • 1 sdm mentega • 118gr bawang putih, dicincang
Petunjuk Penyajian	• Dengan panci yang dalam di atas api sedang, lelehkan 1 sdm mentega organik dan masak sosis sampai kecoklatan. Angkat sosis dari panci dan sisihkan. • Tambahkan sisa mentega organik dan bawang dan masak sampai lunak. • Tambahkan asianan kubis dan anggur dan jaga mendidih cepat selama lima menit. • Kecilkan api sedikit dan tambahkan kaldu. Didihkan dengan api kecil selama 10 menit. • Angkat dari kompor dan aduk dengan krim kental dan mustard. Haluskan sup dengan wadah kecil di dalam blender sampai halus dan lembut. • Kembalikan sup ke dalam panci dan tambahkan sosis. • Bumbui dengan garam dan merica.		

Fakta Kandungan Gizi

Kalori	472	473	462
Lemak	30g	30.5g	26g
Kabohidrat	16g	16.2g	15.1g
Protein	19g	19g	18.7g

Waktu Persiapan : 15 Menit   Porsi : 4

Sup Miso dengan Telur Rebus Tanpa Kulit

	Tipe Protein	Tipe Campuran	Tipe Karbohidrat
Bahan-bahan	• 4 telur besar • ½ cup (68g) daging babi cincang tanpa lemak • 3-4 sdm pasta miso • ¼ cup (25g) daun bawang cincang		
	• 1 cup (237g) irisan jamur • 3 cup kaldu sup Hoshishiitake Dashi	• ½ cup (118gr) irisan jamur • 3 cup kaldu sup Hoshishiitake Dashi	• ½ iris ubi • 3 cup kaldu sup Konbu Dashi
Petunjuk Penyajian	• Masukan kaldu sup Dashi ke dalam panci dan didihkan. • Tumis daging babi cincang tanpa lemak dan tambahkan ke dalam sup. didihkan perlahan selama beberapa menit. • Sendok beberapa kaldu sup dari panci dan larutkan miso di dalamnya. Secara bertahap kembalikan campuran miso ke dalam sup. Aduk sup dengan pelan. • Matikan api, tambahkan daun bawang cincang, telur rebus poach-nya (metode rebus telur dengan cara memecahkanya dan memasukkan perlahan-lahan ke air yang mendidih yang diberi sedikit cuka).		

Fakta Kandungan Gizi

Kalori	235	228	221
Lemak	6g	5.4g	5g
Kabohidrat	8g	7.5g	7.2g
Protein	9g	8.7g	9.2g

Waktu Persiapan : 15 Menit   Porsi : 4

Sup Kastanye Kaki Ayam

	Tipe Protein	Tipe Campuran	Tipe Karbohidrat
Bahan-bahan	• 10 pasang kaki ayam buras, potong dan buang ujung cakar (kuku) • 1 tulang ayam buras utuh • 1 cup (130g) kastanye • 8 buah kurma merah diambil isinya • 5 siung bawang putih • Garam laut secukupnya		
	• 8 jamur segar, direndam	• 5 jamur segar, direndam	• ½ iris ubi
Petunjuk Penyajian	• Siapkan kaki ayam buras dengan mengelupas kulit kuning bagian luar, jika ada. Potong dan buang ujung cakar (kuku). • Di dalam panci air mendidih, rebus kaki ayam buras dan tulang ayam buras selama sekitar 5 menit. Bilas dan tiriskan. • Di dalam panci sup, tambahkan kaki ayam buras yang pucat tersebut, tulang ayam buras, kastanye, kurma merah, bawang putih dan air. Didihkan, lalu kecilkan api untuk mendidihkan (dengan ventilasi yang sedikit terbuka pada tutupnya) selama sekitar 2 jam. • Bumbui dengan garam		

Fakta Kandungan Gizi

Kalori	98	95	95
Lemak	5g	4.8g	4.8g
Kabohidrat	9g	8.7g	8.7g
Protein	3g	2.7g	2.7g

Waktu Persiapan : 30 Menit   Porsi : 4

Sup Ayam dengan Santan

	Tipe Protein	Tipe Campuran	Tipe Karbohidrat
Bahan-bahan	• 3 cup (750ml) kaldu buras ayam • Air dari 1 jeruk lemon atau 2 jeruk limau • 2 sdt jahe segar, kupas dan parut atau cincang • 8cm sereh (opsional) • ⅛- ½ sdt pasta kari Thai, atau sedikit saus pedas atau ½ sdt serpihan paprika merah yang hancur • 4 daun kemangi segar, dicincang atau 1 sdt kemangi kering		
	• 1 kaleng santan kelapa • 2 wortel, iris tipis • 1 kepala kembang kol, dipotong menjadi kuntum-kuntum kecil • 2 cup (473gr) paha ayam buras, dimasak atau mentah, potong dadu atau dipotong menjadi potongan kecil	• 1 kaleng santan kelapa • 2 wortel, iris tipis • 1 kepala kembang kol, dipotong menjadi kuntum-kuntum kecil • 2 cup (473gr) paha dan dada ayam buras, dimasak atau mentah, potong dadu atau dipotong menjadi potongan kecil	• ½ kaleng santan kelapa • 4 lobak, iris tipis • 1 kepala kembang kol, dipotong menjadi kuntum-kuntum kecil • 2 cup (473gr) dada ayam buras, dimasak atau mentah, potong dadu atau dipotong menjadi potongan kecil
Petunjuk Penyajian	• Masukkan santan kelapa, kaldu ayam buras, air lemon atau jeruk nipis, jahe, serai (jika menggunakan), wortel atau lobak, dan pasta kari Thailand atau bumbu pedas lainnya ke dalam panci 2-4 liter dan didihkan dengan api besar sedang. • Ketika wortel atau lobak akan setengah matang, tambahkan kembang kol atau brokoli dan turunkan apinya sampai sedang, sampai sayuran hampir matang, sekitar 5-8 menit. • Tambahkan daging ayam buras dan didihkan beberapa menit. • Aduk dengan daun kemangi yang dicincang dan bumbui dengan garam dan rempah-rempah pedas secukupnya. • Potong batang serai, dan hidangkan di dalam mangkuk • Hiasi dengan irisan tipis daun kemangi segar.		

Fakta Kandungan Gizi

Kalori	328	346	332
Lemak	20.7g	19.4g	18.1g
Kabohidrat	9.9g	9.2g	8.4g
Protein	25.3g	24.87g	22.1g

Waktu Persiapan : 15 Menit   Porsi : 4

Sup Telur Ayam Jatuh

	Tipe Protein	Tipe Campuran	Tipe Karbohidrat
Bahan-bahan	• 946 ml kaldu ayam buras • 3 daun bawang hijau sedang, iris • Garam laut secukupnya		
	• 227 gr paha ayam buras, dipotong menjadi potongan-potongan tipis • 3 butir telur sedang, dikocok • 473gr kembang kol cincang • 2 sdm mentega organik leleh	• 227 gr daging ayam buras, dipotong menjadi potongan-potongan tipis • 3 butir telur sedang, dikocok • 237gr brokoli cincang • 237gr kubis cincang • 1 sdm mentega organik leleh	• 227 gr dada ayam buras, dipotong menjadi potongan-potongan tipis • 2 butir telur sedang, dikocok • 473gr brokoli cincang • 1 sdt mentega organik leleh
Petunjuk Penyajian	• Tumis ayam buras lembut dengan mentega organik sekitar 3 menit sampai berwarna kecokelatan, sisihkan • Didihkan kaldu ayam buras sampai mendidih lembut. Tambahkan ayam buras dan sayuran mentah. Didihkan dengan cepat selama lima menit. • Siram pelan-pelan telur ke kaldu panas tersebut dengan cucuran yang terus menerus, lalu perlahan-lahan aduklah kaldu sampai telur matang. • Angkat dan hiasi dengan daun bawang hijau.		

Fakta Kandungan Gizi

Kalori	346.3	340	326
Lemak	13.9g	12.7g	11.7g
Kabohidrat	39.7g	37.8g	35.6g
Protein	19.7g	19g	18g

Waktu Persiapan : 15 Menit   Porsi : 4

Sup Santan dengan Kari Seafood

	Tipe Protein	Tipe Campuran	Tipe Karbohidrat
Bahan-bahan	• 1 ½ sdt kari bubuk • Garam laut secukupnya		
	• 454 gr udang mentah, dikupas dan dibersihkan bagian dalamnya • 900gr bayam cincang • 1 sdm mentega organik • 830ml santan kelapa	• 227 gr udang mentah, dikupas dan dibersihkan bagian dalamnya • 227gr ikan terang • 675gr bayam cincang • 1 sdm mentega organic • 830ml santan kelapa	• 227gr ikan terang • 450gr bayam cincang • 2 cup zucchini, potong menjdi empat • 1 sdt mentega organik • 356ml santan
Petunjuk Penyajian	• Di dalam blender, campurkan santan dan bayam sampai halus. • Dengan panci yang dalam, tumis udang/ikan dengan mentega organik cair selama 2 menit. • Taburkan bubuk kari di atas. • Tambahkan santan dengan bayam. • Didihkan, ber garam secukupnya dan sajikan.		

Fakta Kandungan Gizi

Kalori	529	517	375
Lemak	36g	36g	25g
Kabohidrat	10g	9.7g	9.4g
Protein	46g	44g	41g

Waktu Persiapan : 15 Menit   Porsi : 3

Sup Seafood dengan Kaldu Tomat

	Tipe Protein	Tipe Campuran	Tipe Karbohidrat
Bahan-bahan	<ul><li>1 bawang Bombay kuning atau putih, dicincang</li><li>1 adas manis, diiris tipis</li><li>4 siung bawang putih, dicincang halus</li><li>237 ml dry white wine</li><li>400gr tomat cincang segar atau 1 kaleng (14 ons) tomat potong dadu dengan airnya</li><li>593 ml kaldu ikan atau ayam</li><li>Garam laut dan merica secukupnya</li><li>Basil atau peterseli untuk hiasan</li></ul>		
	<ul><li>454gr kerang/ mussel, gosok dengan baik</li><li>227gr tiram, gosok dengan baik</li><li>227gr kerang kipas/scallop</li><li>454gr salmon</li></ul>	<ul><li>454gr kerang/ mussel, gosok dengan baik</li><li>227gr tiram, gosok dengan baik</li><li>227gr kerang kipas/scallop</li><li>454gr ikan putih (cobalah Cod atau halibut)</li></ul>	<ul><li>113gr tiram, gosok dengan baik</li><li>113gr kerang kipas/scallop</li><li>908gr ikan putih (cobalah Cod atau halibut)</li></ul>
Petunjuk Penyajian	<ul><li>Tumis bawang dan adas dengan mentega cair organik atau minyak zaitun sampai lunak, sekitar lima menit.</li><li>Tambahkan bawang putih, kemudian wine dan didihkan.</li><li>Tambahkan tomat dan kaldu. Rebus selama 10 menit, aduk sesekali.</li><li>Tambahkan seafood dan aduk sehingga semua seafood tersebut sebagian besar akan tertutup oleh kaldu.</li><li>Tutup dan masak sampai kerang dan remis mulai membuka, sekitar 5 menit.</li><li>Tambahkan garam dan merica secukupnya. Hiasi dengan peterseli cincang atau kemangi dan sajikan.</li></ul>		

Fakta Kandungan Gizi

Kalori	259	254	248
Lemak	5.3g	4.9g	4.2g
Kabohidrat	11.2g	10.96g	10.6g
Protein	35.5g	35.2g	35g

Waktu Persiapan : 30 Menit   Porsi : 4

Sup Ayam Meksiko

	Tipe Protein	Tipe Campuran	Tipe Karbohidrat
Bahan-bahan	• 400gr ubi jalar, dipotong dadu • 2 sdm minyak goreng • 2 siung bawang putih, dicincang halus • 1 sdt bubuk jintan • 474 ml kaldu ayam • 226 gr ketumbar, dicincang kasar • Garam laut dan merica		
	• ½ bawang bombay, dipotong dadu • 133 gr tomat, dicincang • 2 paha ayam, direbus dan dipotong dadu • 1 alpukat, diiris	• 1 bawang bombay, dipotong dadu • 133 gr tomat, dicincang • 2 paha dan dada ayam, direbus dan dipotong dadu • ½ alpukat, diiris	• 1 bawang bombay, dipotong dadu • 240gr tomat, dicincang • 2 dada ayam, direbus dan dipotong dadu • ½ alpukat, diiris
Petunjuk Penyajian	• Rebus ubi jalar dengan air di dalam panci besar selama 10 menit atau sampai lunak. Tiriskan. • Masukkan bawang bombay dan bawang putih ke dalam wajan besar di atas api sedang dan goreng dalam minyak selama 5 menit atau sampai bawang Bombay menjadi lunak. • Tambahkan kunyit jinten dan masak selama 2 menit sebelum menambahkan kaldu, tomat, ketumbar dan ubi jalar. Didihkan selama 10-15 menit atau sampai ubi jalar menjadi lembut. • Angkat dari kompor, agak dingin, kemudian haluskan sup ke dalam blender listrik atau menggunakan penumbuk listrik dan menambahkan lebih banyak cairan (kaldu atau air) jika diperlukan. Letakkan kembali ke dalam panci. • Tambahkan dada ayam matang ke dalam sup dan panaskan selama 2 menit atau sampai ayam menjadi panas. Tambahkan garam dan merica secukupnya. • Sajikan dengan irisan alpukat.		

Fakta Kandungan Gizi

Kalori	339	331	325
Lemak	14g	13.5g	12.6g
Kabohidrat	29g	27.43g	27g
Protein	25g	23.8g	22.1g

Waktu Persiapan : 20 Menit   Porsi : 4-6

Sup Babi Tomat

	Tipe Protein	Tipe Campuran	Tipe Karbohidrat
Bahan-bahan	• 1 sdm minyak • 1 sdm oregano, dicincang halus • 1 sdt paprika bubuk • 356 ml kaldu sayur • Garam laut dan merica		
	• 5 irisan bacon, dipotong dadu • 1 bawang bombay, dipotong dadu • 200 gr tomat dipotong dadu	• 2 irisan bacon, dipotong dadu • 3 irisan bacon, dipotong dadu • 1 bawang bombay, dipotong dadu • 300 gr tomat dipotong dadu	• 5 irisan ham, dipotong dadu • 2 bawang bombay, dipotong dadu • 300 gr tomat dipotong dadu
Petunjuk Penyajian	• Dengan wajan besar di atas api sedang, goreng bawang bombay dan bacon dengan minyak selama 5 menit, atau sampai bacon menjadi sedikit cokelat. • Tambahkan oregano dan paprika dan masak selama 2 menit sebelum menambahkan tomat dan kaldu. Didihkan dengan api kecil dan tutup selama 10-15 menit lagi. • Tambahkan garam dan merica secukupnya sebelum disajikan.		

Fakta Kandungan Gizi

Kalori	240	242.7	243
Lemak	10g	10g	10g
Kabohidrat	33g	34g	34,2g
Protein	4g	4g	4g

Waktu Persiapan : 15 Menit   Porsi : 2-4

Sup Minestrone Bakso

	Tipe Protein	Tipe Campuran	Tipe Karbohidrat
Bahan-bahan	• 1sdm minyak goreng • 3 siung bawang putih, dicincang halus • ¼ kubis, diiris tipis • 2 wortel sedang, dipotong dadu • 3 zucchini kecil, dipotong dadu • 710 ml kaldu ayam atau sayur • 1 sdm sage, dicincang halus • 1 sdm basil, dicincang halus • 1 sdt cabai bubuk Meksiko • 1,7 gr lada (15 bakso daging) • 500g daging cincang (daging sapi atau domba) • 1 bawang Bombay kecil. dipotong dadu • 4 sdm oregano bubuk • 1 butir telur		
	• 1 bawang bombay, dipotong dadu • 3 batang seledri, dipotong dadu • 400g tomat kaleng dipotong dadu atau 2 cup tomat • dipotong dadu • 150gr jamur, dipotong dadu	• 1 bawang bombay, dipotong dadu • 3 batang seledri, dipotong dadu • 400g tomat kaleng dipotong dadu atau 2 cup tomat • dipotong dadu • 150gr jamur, dipotong dadu	• 2 bawang bombay, dipotong dadu • 1 ½ batang seledri, dipotong dadu • 800g tomat kaleng dipotong dadu atau 4 cup tomat dipotong dadu • 75gr jamur, dipotong dadu
Petunjuk Penyajian	• Panaskan wajan besar di atas api sedang, goreng bawang bombay dan bawang putih dengan minyak sampai berwarna kecoklatan. • Tambahkan kubis, wortel, zucchini, seledri, tomat, kaldu, kemangi, sage, cabai bubuk dan merica. Tutup panci dan didihkan selama 30 menit. • Tambahkan jamur dan bakso dan didihkan selama 10 menit. • Dinginkan selama 5-10 menit sebelum disajikan.		

Fakta Kandungan Gizi

Kalori	370	368	363
Lemak	15g	15g	15g
Kabohidrat	38g	37,2g	35g
Protein	20g	20g	18.6g

Waktu Persiapan : 25 Menit   Porsi : 6-8

Sup Telur-Lemon Yunani

	Tipe Protein	Tipe Campuran	Tipe Karbohidrat
Bahan-bahan	• 64ons (1,8kg) Kaldu ayam buras • 2 sdt bubuk bawang bombay • ½ sdt garam laut atau garam Celtic • 178 ml air lemon segar • 1 sdt daun oregano kering • 12,5 gr peterseli segar, dicincang halus		
	• 2 sdm mentega • 4 butir telur besar	• 1 sdm mentega • 3 butir telur besar	• 1 sdm mentega • 3 butir telur besar
Petunjuk Penyajian	• Tambahkan bubuk bawang, garam, jus lemon, dan oregano. Aduk agar berbaur dengan baik. • Pecahkan telur ke dalam mangkuk kecil. Kocok dengan kawat pengaduk sampai tercampur dan tidak berbusa. • Sementara sup mendidih, sendok sekitar 158ml kaldu panas dan aduk ke dalam lemon telur untuk meningkatkan suhu telur. • Dengan lembut tuangkan campuran kaldu telur perlahan-lahan kembali ke dalam panci secara terus-menerus. Jangan sampai mendidih. Angkat dari api, sajikan di dalam mangkuk dan taburi dengan peterseli cincang		

Fakta Kandungan Gizi

Kalori	177	134	134
Lemak	11g	7g	7g
Kabohidrat	8g	8g	8g
Protein	12g	12g	12g

Waktu Persiapan : 10 Menit   Porsi : 4

Sup Krim Jamur

	Tipe Protein	Tipe Campuran	Tipe Karbohidrat
Bahan-bahan	• 2 sdm mentega organik atau mentah • 2 siung bawang putih, dicincang • 3 daun bawang, diiris • 2 sdt daun thyme kering • 2 sdm kecap kedelai tamari • 2 sdm umbi garut • 6 cup (1,4 L) air bersih yang disaring		
	• 1,4kg jamur kancing segar, dicincang • 158ml santan mentah atau setengah organik dan • setengah atau sedikit kental	• 680 gr jamur kancing segar, dicincang • 118ml santan mentah atau setengah organik dan • setengah atau sedikit kental	• 680 gr jamur kancing segar, dicincang • 118ml santan tidak kental
Petunjuk Penyajian	• Di dalam wajan besar panaskan mentega di atas api medium tinggi. Tambahkan bawang putih dan bawang bombay. Masak selama 1 menit. • Tambahkan jamur, thyme, dan daun marjoram, masak sekitar 5 menit, sampai jamur menjadi lunak. Tambahkan kecap tamari, tumis beberapa detik lagi. • Larutkan garut ke dalam 1 gelas air. Tambahkan ini dengan air yang tersisa dan didihkan sup kembali. Lanjutkan memasak, aduk secara teratur, 5-6 menit sampai sup mengental. • Angkat dari kompor. Tambahkan setengah dan setengah (setengah krim, setengah susu) atau santan. Tuang sup ke dalam wadah blender, tutup dan blender sampai halus dan lembut. Sajikan.		

Fakta Kandungan Gizi

Kalori	182	156	128
Lemak	11g	10g	9g
Kabohidrat	15g	13g	11g
Protein	10g	8g	5g
Waktu Persiapan : 15 Menit Porsi : 4			

Sup Artichoke & Asparagus

	Tipe Protein	Tipe Campuran	Tipe Karbohidrat
Bahan-bahan	• 448gr hati artichoke kaleng • 1 bawang merah sedang atau 2 bawang hijau kecil, dicincang • 1 ikat asparagus, dipotong-potong • 1 kaleng kastanye air, irisan • 1 sdt bumbu Spike sayuran • 1 sdm daun tarragon segar atau 1 ½ sdt tarragon kering • 3 cup (237ml) air bersih yang disaring atau kaldu sayur • 10 tangkai selada air segar, dihancurkan		
	• ½ cup mentega kacang macadamia atau mentega mete mentah	• ¼ cup mentega kacang macadamia atau mentega mete mentah	• ¼ cup mentega kacang macadamia atau mentega mete mentah
Petunjuk Penyajian	• Tuangkan cairan dari hati artichoke ke dalam panci. Cacah artichoke kasar dan sisihkan. • Ke dalam panci, tambahkan mentega, bawang merah cincang atau bawang, dan potongan asparagus. Didihkan dengan api kecil selama 4-5 menit sampai asparagus menjadi lembut jika ditusuk garpu. • Tambahkan cadangan artichoke, water mete, bumbu sayuran dan daun tarragon. Panaskan. • Tambahkan air sekitar 2 cup air atau kaldu untuk sayuran. Sementara itu tambahkan sisa air atau kaldu secara bertahap ke mentega kacang sampai halus kemudian dengan hati-hati aduk ke dalam sup. Aduk sup dengan sering saat pemanasan di atas api sedang sampai rendah sampai campuran terpanaskan. Jangan sampai mendidih. • Rasakan untuk membumbui. Sajikan begitu saja, atau blender sampai halus di dalam blender. Ciduk ke dalam mangkuk saji dan hiasi masing-masing dengan tangkai kecil dari selada air.		

Fakta Kandungan Gizi

Kalori	217	198	149
Lemak	12g	9g	3g
Kabohidrat	27g	27g	28g
Protein	6g	6g	5g
Waktu Persiapan : 10 Menit Porsi : 4			

Sup Sayuran Dasar

	Tipe Protein	Tipe Campuran	Tipe Karbohidrat
Bahan-bahan	<ul><li>2 sdm mentega organik atau mentah</li><li>2 siung bawang putih sedang, dihancurkan</li><li>75 gr bawang merah yang dicincang</li><li>1 sdt daun thyme kering</li><li>1 sdt daun marjoram kering</li><li>½ sdt garam laut</li><li>½ sdt lada hitam</li><li>946 ml kaldu sayuran, ayam atau air</li><li>1 sdm kecap kedelai tamari</li><li>1 ½ gelas anggur putih, jika diinginkan</li><li>280gr kacang polong salju</li><li>30 gr peterseli cincang</li></ul>		
	<ul><li>450 gr seledri</li><li>454 gr jamur, dicincang</li><li>680gr Tenderloin, strip loin steak atau potongan paha ayam (ditambahkan setelah menumis bawang putih)</li></ul>	<ul><li>225 gr seledri</li><li>454 gr jamur, potongan zucchini dan brokoli atau potongan paprika hijau atau merah</li><li>454g Tenderloin, strip loin steak atau potongan paha ayam (ditambahkan setelah menumis bawang putih)</li></ul>	<ul><li>1 wortel besar, dipotong dadu</li><li>454 gr potongan zucchini dan brokoli atau potongan paprika hijau atau merah</li></ul>
Petunjuk Penyajian	<ul><li>Panaskan wajan besar, berat di atas api sedang. Tambahkan mentega. Ketika dipanaskan, tambahkan bawang putih dan bawang Bombay cincang. Tumis, aduk sesekali sampai layu, 3-5 menit.</li><li>Tambahkan seledri, wortel, jamur, bumbu, garam dan merica. Tutup dan terus masak, aduk sesekali sampai sayuran lunak, selama sekitar 7-8 menit.</li><li>Tambahkan kaldu atau air dan anggur, tutup dan didihkan selama 10-20 menit, istirahat jika anda punya waktu.</li><li>Aduk dengan kecap tamari, anggur, kacang polong salju dan peterseli. Didihkan selama beberapa menit.</li></ul>		

Fakta Kandungan Gizi

Kalori	354	350	249
Lemak	12g	12g	9g
Kabohidrat	30g	30g	27g
Protein	18g	18g	15g

Waktu Persiapan : 25 Menit   Porsi : 4

Sup Brokoli Lembut

	Tipe Protein	Tipe Campuran	Tipe Karbohidrat
Bahan-bahan	• 2 daun bawang sedang, cincang kasar • 2 siung bawang putih, dicincang • 1 sdm daun kemangi, kering • 946 ml kaldu sayuran atau ayam • 1 sdt garam laut atau rumput laut kelp • 1,2 ml saus cabai		
	• 900 gr bayam, dicincang • ½ kepala brokoli • 1 sdm minyak kelapa • 473 ml santan kelapa	• 450 gr bayam, kol daun/kale, lobak, sawi, chard Swiss atau sayuran berdaun gelap lainnya yang dicincang • 1 sdm minyak kelapa • 473 ml santan kelapa	• 675 gr bayam, kol daun/kale, lobak, sawi, chard Swiss atau sayuran berdaun gelap lainnya yang dicincang • 2 sdt minyak kelapa • 237 ml santan kelapa
Petunjuk Penyajian	• Di dalam panci besar, lelehkan minyak kelapa dan tumis daun bawang hijau dan bawang putih selama 1-2 menit, sampai layu. • Tambahkan brokoli cincang dan aduk. Masak di atas api sedang, aduk sampai brokoli berwarna hijau terang. • Tambahkan kemangi dan daun bawang hijau cincang tambahan. Tutup dan tumis uap selama 3-4 menit lagi. • Pindahkan sayuran ke dalam food processor atau blender. Jika menggunakan blender, blend dalam dua kuantitas. Tambahkan sedikit cairan dan proses sampai sayuran mulai menjadi halus. • Tambahkan cairan yang tersisa, garam dan saus cabai. Proses dengan kecepatan tinggi sampai halus. Rasakan. Panaskan perlahan, jika perlu, untuk membuatnya kembali panas (ini biasanya tidak diperlukan.)		

Fakta Kandungan Gizi

Kalori	382	335	298
Lemak	31g	28g	18g
Kabohidrat	20g	17g	26g
Protein	12g	11g	13g
Waktu Persiapan : 15 Menit Porsi : 4			

Sup Alpukat Krim

	Tipe Protein	Tipe Campuran	Tipe Karbohidrat
Bahan-bahan	• 1 siung bawang putih • 473 ml air bersih, yang disaring • 118 ml air lemon, perasan • 1 sdm bumbu sayur Spike atau rumput laut Kelp • 6 gr peterseli segar		
	• 4 alpukat matang sedang, kupas dan hilangkan bijinya • Campurkan 43gr kacang mete mentah atau mentega wijen tahini dengan 118 ml air sampai halus	• 2 alpukat matang ukuran sedang, kupas dan ambil bijinya • 2 cup potongan asparagus yang dikukus	• 1 wortel besar, dipotong dadu • 454 gr potongan zucchini dan brokoli atau paprika hijau atau merah yang dicacah
Petunjuk Penyajian	• Menggunakan blender atau food processor, proses alpukat, bawang putih, air dan air lemon sampai halus. • Tambahkan bumbu sayuran dan peterseli. Blend selama 1 menit. Sajikan sebagai salad segar, sup mentah atau saus		

Fakta Kandungan Gizi

Kalori	379	299	150
Lemak	32g	27g	11g
Kabohidrat	22g	18g	13g
Protein	7g	4g	4g
Waktu Persiapan : 5 Menit Porsi : 4			

Sup Bawang Bombay Perancis Cepat Saji

	Tipe Protein	Tipe Campuran	Tipe Karbohidrat
Bahan-bahan	• 2 sdm minyak kelapa, mentega mentah atau organik • 2 siung bawang putih, cincang • 1 sdm daun thyme kering • 2 sdt daun marjoram kering • ¼ cup (64 ml) kecap tamari bebas gandum		
	• 2 liter kaldu ayam • 2 bawang sedang dikupas dan diiris menjadi cincin/bulat • 2 sdm parutan keju parmesan • 2 sdm campuran biji bunga matahari gurih • 454 gr jamur kancing, dibersihkan dan diiris	• 2 liter air bersih yang disaring, kaldu sayur atau ayam buras. • 454 gr jamur kancing, dibersihkan dan diiris • 3 bawang Bombay sedang, dikupas dan diiris	• 2 liter kaldu sayur • 3 bawang Bombay sedang, dikupas dan diiris
Petunjuk Penyajian	• Di dalam wajan besar di atas api sedang, lelehkan minyak. Tambahkan bawang putih dan bawang bombay dan masak selama beberapa menit sampai berwarna bening/layu. Tambahkan jamur dan aduk terus sampai jamur menjadi lunak, selama 2-3 menit lagi. Untuk lebih banyak rasa dan jika anda punya waktu, tumis bawang bombay sampai mereka menjadi karamel. • Aduk thyme dan daun marjoram, 1 sdm kecap tamari bebas gandum. Tumis selama beberapa detik lagi untuk membuat rasanya menjadi lebih lezat. • Tambahkan air dan didihkan sup. Kurangi panas dan biarkan mendidih selama 5 menit lagi. Tambahkan sisa kecap tamari dan sajikan. • Sajikan dengan campuran keju parmesan dan biji matahari.		

Fakta Kandungan Gizi

Kalori	348	314	235
Lemak	16g	13g	7g
Kabohidrat	30g	33g	35g
Protein	21g	19g	9g

Waktu Persiapan : 15 Menit   Porsi : 4

Sup Gazpacho

	Tipe Protein	Tipe Campuran	Tipe Karbohidrat
Bahan-bahan	• 6 tomat sedang • 2 mentimun besar, dipotong-potong • 1 bawang merah kecil • 1 zucchini sedang, dipotong-potong • 3 siung bawang putih sedang, dihancurkan • 1 paprika hijau sedang • ¾ cup rempah-rempah segar dipotong: peterseli, kemangi, daun bawang • 2 sdm air jeruk lemon atau 1 sdm cuka anggur merah • 1 sdt garam laut atau bumbu sayur Spike • ½ sdt cabe rawit atau 1 cabe jalapeno, dibuang isinya • 1 sdt bubuk biji jintan • 474 ml kaldu sayur atau air tomat		
	• Tidak cocok untuk jenis protien	• 2 sdm minyak zaitun ekstra virgin	• 1 sdm minyak zaitun ekstra virgin
Petunjuk Penyajian	• Di dalam food processor, campurkan tomat, mentimun, bawang, zucchini, bawang putih dan paprika hijau dan proses dengan kecepatan tinggi sampai tercincang kasar. • Tambahkan rempah-rempah, air lemon, minyak, garam, cabe rawit atau cabe jalapeno dan jintan. Proses untuk beberapa lagi dan campurkan/blend dengan kaldu atau air tomat. • Pindahkan ke mangkuk besar atau wadah kaca. Dinginkan setidaknya selama 1 jam sebelum disajikan		

Fakta Kandungan Gizi

Kalori	NA	197	167
Lemak	NA	10g	6g
Kabohidrat	NA	25g	25g
Protein	NA	7g	7g
Waktu Persiapan : 10 Menit Porsi : 4			

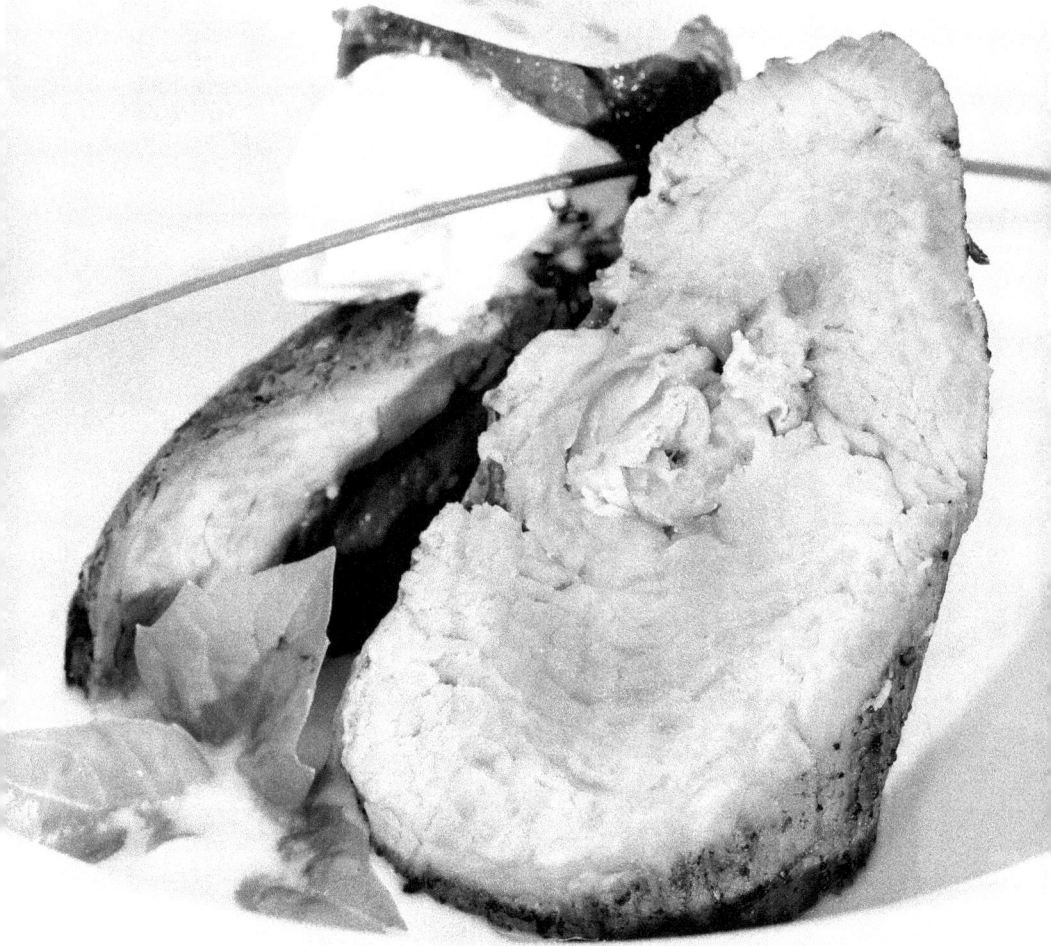

Daging

Casserole Daging Sapi Rebus

	Tipe Protein	Tipe Campuran	Tipe Karbohidrat
Bahan-bahan	• 375 ml kaldu daging sapi alami • 1 sdt garam laut • 1/8 sdt atau sejumput lada hitam bubuk • 1 sdm oregano segar dicacah • 1 sdm kecap • 1 sdt cuka anggur		
	• 681 gr daging sapi atau bison giling yang makan rumput • 2 sdm peterseli dicacah halus • 1 bawang bombay, dikupas dan dicacah	• 454 gr daging sapi giling yang makan rumput • 2 sdm peterseli dicacah halus • 2 bawang bombay, dikupas dan dicacah	• 227 gr daging sapi giling yang makan rumput • 8 gr peterseli dicacah halus • 2 bawang bombay, dikupas dan dicacah • 4 wortel
Petunjuk Penyajian	• Masak daging dan bawang Bombay dengan sedikit kaldu di atas api sedang sampai berwarna kecoklatan, sisihkan. • Tambahkan semua sisa bahan • Didihkan selama satu jam dan tutup dengan daging		

Fakta Kandungan Gizi

Kalori	158	152	140
Lemak	3.2g	3.1g	3g
Kabohidrat	1.5g	1.5g	1.3g
Protein	24g	24g	22,4g

Waktu Persiapan : 15 Menit   Porsi : 4

Sarapan Pagi Pastel Daging Sapi

	Tipe Protein	Tipe Campuran	Tipe Karbohidrat
Bahan-bahan	• ¼ bawang, dicincang halus • ¼ - ½ sdt garam laut • ½ sdt lada hitam atau lada merah/cayenne • ¼ sdt kayu manis • ¼ sdt allspice/lada Jamaica • 1 sdm rosemary dicacah halus		
	• 681 gr daging sapi giling yang makan rumput • 1 sdm peterseli dicacah halus	• 454 gr daging sapi giling yang makan rumput • 2 sdm peterseli dicacah halus	• 454gr daging sapi giling yang makan rumput (tidak berlemak) • 2 sdm peterseli dicacah halus
Petunjuk Penyajian	• Campur semua bahan ke dalam mangkuk. • Dengan tangan anda, bentuk daging menjadi 12 bulatan yang pipih, sekitar 1,3cm tebalnya. • Hangatkan sedikit minyak di dalam wajan dengan api tinggi- sedang dan masak cetakan tersebut sekitar 3 menit di sisi pertama dan sedikit lebih lama di sisi keduanya, sampai kecokelatan dan sedikit merah muda di bagian tengahnya. • Goreng sejumlah bulatan daging tersebut di awal minggu dan kemudian ambil beberapa dari kulkas setiap pagi untuk sarapan (atau makanan ringan di sore hari).		

Fakta Kandungan Gizi

Kalori	165	155	150
Lemak	9g	7,2g	6g
Kabohidrat	1.5g	1.3g	1.25g
Protein	24g	24g	23,6g

Waktu Persiapan : 25 Menit   Porsi : 4

Labu Spaghetti Ragu Daging Sapi

	Tipe Protein	Tipe Campuran	Tipe Karbohidrat
Bahan-bahan	• 3-4 paprika merah panggang • 11-22 gr kemangi segar, dicincang kasar • 3 siung bawang putih, dicincang halus		
	• 110 ml minyak zaitun ekstra virgin • ½ bawang bombay, dicacah halus • 2 tomat • 1 kohlrabi spaghetti • 454 gr daging sapi atau bison giling yang makan rumput	• 110 ml minyak zaitun ekstra virgin • 1 bawang bombay, dicacah halus • 2 tomat • 1 labu spaghetti • 454 gr daging sapi giling yang makan rumput	• 55 ml minyak zaitun ekstra virgin • 1 bawang bombay, dicacah halus • 3 tomat • 1 labu spaghetti • 454 daging kalkun giling
Petunjuk Penyajian	• Potong tomat menjadi dua atau empat bagian dan letakkan ke dalam food processor atau blender dengan paprika merah dan kemangi, sampai saus mencapai tekstur yang anda inginkan (sedikit kasar atau benar-benar halus). • Di dalam panci yang dalam dengan api sedang-tinggi, hangatkan minyak zaitun. Tambahkan bawang Bombay dan tumis selama 1-2 menit, lalu tambahkan bawang putih dan daging bison giling. • Bumbui daging dapi dengan garam dan merica dan masak selama 4-5 menit sampai sedikit kecoklatan tapi masih sedikit merah muda. Setelah selesai tambahkan saus tomat dan merah lada tersebut. • Besarkan api dan didihkan dengan cepat selama 10 menit. • Sementara saus mendidih, potong labu spaghetti menjadi dua dan sendok biji dan pulp benangnya keluar. • Microwave setiap setengah bagiannya selama 6-8 menit, sampai lunak. • Kikis bagian dalamnya yang seperti mie dengan garpu, perciki dengan minyak zaitun atau mentega, dan sajikan dengan Ragu/saus daging sapi tersebut di atasnya.		

Fakta Kandungan Gizi

Kalori	161g	158,7g	154g
Lemak	9.6g	9g	8,3g
Kabohidrat	12g	11.6g	10.1g
Protein	18.5g	18.5g	17g

Waktu Persiapan : 30 Menit   Porsi : 4

Brisket Sapi Rebus Saus Chu Hou

	Tipe Protein	Tipe Campuran	Tipe Karbohidrat
Bahan-bahan	• 1 daikon/lobak • 3 iris jahe • 3 star anise/bunga lawang • 1 daun bawang • 2 sdm pasta Lee Kum Kee Chu Hou • 2 liter air • 2 sdt kecap asin • 2 sdt saus tiram		
	• 454 gr punggung sapi, dipotong-potong menjadi kecil	• 454 gr punggung sapi, dipotong-potong menjadi kecil	Tidak sesuai untuk jenis karbohidrat
Petunjuk Penyajian	• Tambahkan potongan daging punggung sapi/sandung lamur ke dalam air mendidih untuk merebus selama 3 menit. Angkat dan tiriskan. • Kupas daikon/lobak dan potong menjadi potongan-potongan kecil. Sisihkan. • Panaskan wajan dengan api sedang; tambahkan 2 sdt minyak untuk menumis jahe dan pasta Chu Hou sampai harum. Masukan potongan daging punggung sapi/Sandung lamur, aduk rata. • Tambahkan star anise/bunga lawang dan sedikit gula batu dengan air yang mencakup semua bahan. Didihkan, tuangkan semua bahan ke dalam panci vakum (thermal pot) untuk memasak perlahan-lahan sampai matang. Ingatlah untuk memanaskan panci bagian dalam dahulu untuk mendapatkan hasil yang lebih baik. • Jika anda tidak memiliki panci vakum, berikut adalah metode yang baik untuk merebus dengan baik Sandung lamur/daging punggung sapi: Masak selama sekitar 30 menit. Matikan api dan biarkan selama 15 menit. Ulangi prosedur ini sampai tiga kali. • Apakah anda menggunakan panci vakum atau tidak, jika daging punggung sapi/Sandung lamur sudah matang, nyalakan kompor lagi, sementara mendidih, tambahkan potongan lobak, aduk rata. Matikan api dan biarkan selama 15 menit. Kemudian panaskan lagi dan didihkan. • Tambahkan bumbu-bumbu untuk mengentalkan saus sesuai konsistensi yang anda inginkan. • Susunlah 1 atau 2 selada segar di atas piring. Tuangkan Sandung lamur daging sapi dengan saus di atas selada. Taburi dengan irisan daun bawang. Sajikan dalam keadaan panas.		

Fakta Kandungan Gizi

Kalori	285	285	NA
Lemak	9.1g	9.1g	NA
Kabohidrat	2.9g	2.9g	NA
Protein	43.8	43.8	NA

Waktu Persiapan : 60 Menit   Porsi : 4

Tumis Daging Sapi/Babi Lada Hitam

	Tipe Protein	Tipe Campuran	Tipe Karbohidrat
Bahan-bahan	• 1 sdm bawang putih cincang • 1 sdt merica hitam • 2 sdm inyak • Garam laut secukupnya • Marinade: 2 sdt kecap asin, 1 sdt saus Worcestershire, 1 sdt lada hitam • Bumbu: 1 sdm saus Worcestershire, 1 sdt kecap asin, 1 sdt madu		
	• 300 g filet daging sapi segar • 1 bawang bombay	• 300 g filet daging sapi segar • 1 bawang bombay	• 300 g daging babi giling tanpa lemak • 2 bawang bombay
Petunjuk Penyajian	• Daging sapi dipotong dadu. Aduk dengan bumbu Marinade . Bawang bombay dipotong dadu dan sisihkan. • Panaskan wajan wok dengan minyak di atas api sedang. Tumis bawang sampai lunak. Sisihkan bawang ke sisi wajan. • Tambahkan bawang putih di tengah wajan. Tingkatkan panas menjadi tinggi, masukkan daging sapi. Tambahkan lebih banyak minyak jika diperlukan. Aduk tumis daging sapi hingga sedikit kecokelatan di semua sisi. • Aduk dan campur semua bahan bersama-sama. Tutup dan masak sampai uap keluar dari wajan. Tambahkan bumbu dan aduk merata. Taburkan merica hitam bubuk dan bumbui dengan garam jika diperlukan. • Pastikan untuk menumis daging sapi dengan api besar. Dengan melakukan hal ini, permukaan daging sapi akan matang dengan cepat dan cairan daging terjebak di dalamnya. Jika suhu wajan anda tidak cukup tinggi, anda akan kehilangan cairannya di dalam daging sapi dan sebaliknya hidangan tumis akan menjadi terlalu berair.		

Fakta Kandungan Gizi

Kalori	202.8	200	197,5
Lemak	11,1g	10,2g	9,8g
Kabohidrat	12,1g	12g	11,9g
Protein	14,9g	14,8g	14g

Waktu Persiapan : 15 Menit   Porsi : 4

Daging Babi Kubis Brussels Parut

	Tipe Protein	Tipe Campuran	Tipe Karbohidrat
Bahan-bahan	• 55ml minyak zaitun ekstra virgin • Garam dan merica secukupnya		
	• 2 potong daging babi • 454 gr asparagus	• 2 potong daging babi • 151 gr kubis brussels • 114 gr asparagus	• 2 potong daging babi tanpa lemak • 454 gr kubis brussels
Petunjuk Penyajian	• Potong bag. bawah batang dari setiap kubis Brussels. Parut kubis di dalam food processor. Sisihkan. • Taburi sedikit garam dan merica pada daging babi. Di atas api sedang-tinggi, panaskan beberapa sendok makan minyak, tunggu sampai panci panas sebelum menambahkan potongan-potongan daging. • Masak daging babi 4 menit untuk setiap sisinya sampai menjadi coklat, kemudian jika diperlukan tutuplah panci dan masak sekitar 4 menit lagi atau sampai mencapai kematangan yang diinginkan. • Sementara daging babi sedang dimasak, hangatkan 55ml minyak zaitun ekstra virgin di atas api sedang-tinggi. Tambahkan parutan kubis Brussel dan tumis sampai layu dan berwarna kecokelatan, sekitar 10 menit. • Sebagai kubis Brussel memasak, tambahkan lebih banyak minyak yang diperlukan. • Garam dan merica secukupnya.		

Fakta Kandungan Gizi

Kalori	345	345	339
Lemak	17g	17g	15g
Kabohidrat	4g	4g	3,2g
Protein	42g	42	39g

Waktu Persiapan : 25 Menit   Porsi : 4

Sayur Babi Goreng

	Tipe Protein	Tipe Campuran	Tipe Karbohidrat
Bahan-bahan	• 1 bawang Bombay putih atau kuning, iris tipis • 4 sdm kecap tamari • 1 siung bawang putih, dicacah halus • 150 gr kacang polong beku • 4 daun bawang, dipotong kasar		
	• 340gr daging perut babi, mentah atau sudah dimasak, dipotong menjadi potongan-potongan kecil • 1 sdm wijen • 4 sdm minyak kelapa • 1 kepala kembang kol kecil, diparut dengan prosesor makanan/food processor • 2 butir telur, dikocok	• 340gr daging perut babi dan daging babi tanpa lemak, mentah atau sudah dimasak, dipotong menjadi potongan-potongan kecil • 1 sdm wijen • 2 sdm minyak kelapa • 1 kepala kembang kol kecil, diparut dengan prosesor makanan/food processor • 2 butir telur, dikocok	• 340gr daging babi tanpa lemak, mentah atau sudah dimasak, dipotong menjadi potongan-potongan kecil • 1 sdm wijen • 1 sdm minyak kelapa • 1 kepala brokoli kecil, diparut dengan prosesor makanan/food processor • 2 butir telur, dikocok
Petunjuk Penyajian	• Panaskan wajan wok atau wajan di atas api tinggi dan tambahkan 1 sendok makan minyak. Tambahkan bawang Bombay dan tumis sampai mulai berwarna kecoklatan, sekitar 2 menit. • Tambahkan daging dan 1 sendok makan kecap tamari. Tumis selama 2-3 menit (atau lebih lama jika daging mentah membutuhkan lebih banyak waktu) • Kemudian tambahkan sisa minyak, bawang putih dan kembang kol/brokoli. Tumis selama 2-3 menit. • Tambahkan telur dan kecap tamari yang tersisa. Aduk terus-menerus sampai telur matang, kemudian tambahkan kacang polong dan daun bawang cincang. • Masak hanya satu atau dua menit lagi.		

Fakta Kandungan Gizi

Kalori	262	256	241,7
Lemak	15g	13g	10g
Kabohidrat	18g	16g	14g
Protein	26g	26g	24g

Waktu Persiapan : 15 Menit   Porsi : 3

Daging Babi Bumbu Rempah Wortel

	Tipe Protein	Tipe Campuran	Tipe Karbohidrat
Bahan-bahan	• 1 sdt bubuk ancho Chili • 1 sdt jinten • ½ sdt kayu manis • ½ sdt garam laut • 8 wortel, dikupas dan dipotong setengah memanjang		
	• 5x2,5cm tebal potongan daging babi • 4 sdm mentega organik	• 5x2,5cm tebal potongan daging babi • 3 sdm mentega organik	• 5x2,5cm tebal potongan daging babi tanpa lemak • 1 ½ sdm mentega organik
Petunjuk Penyajian	• Panaskan panggangan dengan api sedang-tinggi. • Lelehkan mentega dan campur dengan rempah-rempah dan garam. Gerimis atau perciki dengan setengah campuran mentega di atas wortel, aduk wortel dengan tangan anda untuk memastikannya benar-benar terlapisi. • Olesi sisa mentega di atas kedua sisi daging babi. • Panggang daging babi dan wortel selama lima menit di setiap sisi kemudian jauhkan dari panas langsung (dengan arang) atau ubah panas menjadi sedang (pemanggang gas) dan tutup panggangan untuk tambahan tiga menit. • Wortel mungkin sudah cukup lembut saat ini dan dapat dipindahkan dari panggangan sementara daging babi mungkin perlu beberapa menit lagi. • Taburi daging babi dan wortel dengan garam laut untuk mengakhirinya.		

Fakta Kandungan Gizi

Kalori	437	402	387
Lemak	29g	26g	22g
Kabohidrat	20g	19,1g	17g
Protein	26g	26g	25,6g

Waktu Persiapan : 25 Menit   Porsi : 4

Daging Babi Lobak Cincang

	Tipe Protein	Tipe Campuran	Tipe Karbohidrat
Bahan-bahan	• ½ bawang bombay putih atau kuning, dicacah halus • 1 ikat besar lobak (sekitar 10 lobak), dipotong kecil-kecil • 125 ml kaldu ayam atau daging sapi • 6 gr peterseli, dipotong halus • Garam laut dan merica secukupnya		
	• 2-3 cup daging babi masak, dipotong menjadi potongan-potongan kecil • 3 sdm mentega organic, lemak bacon atau minyak zaitun ekstra virgin	• 2-3 cup daging babi masak dan tanpa lemak, dipotong menjadi potongan-potongan kecil • 2 sdm mentega organic, lemak bacon atau minyak zaitun ekstra virgin	• 2-3 cup daging babi masak tanpa lemak, dipotong menjadi potongan-potongan kecil • 1 sdm mentega organic, lemak bacon atau minyak zaitun ekstra virgin
Petunjuk Penyajian	• Lelehkan lemak di dalam wajan di atas api sedang dan tambahkan bawang dan lobak. Tumis selama lima menit. • Tambahkan daging babi dan kaldu. Didihkan selama lima menit sampai cairan menguap. • Hiasi dengan peterseli. • Tambahkan garam dan merica secukupnya.		

Fakta Kandungan Gizi

Kalori	547	512	493
Lemak	31g	28.4g	26g
Kabohidrat	4g	3.6g	3.1g
Protein	59g	57g	56g

Waktu Persiapan : 20 Menit   Porsi : 2

Terung Sichuan

	Tipe Protein	Tipe Campuran	Tipe Karbohidrat
Bahan-bahan	• 681g terong Asia (panjang dan kurus) • 2 sdm Minyak zaitun extra virgin • ¼ cup (60ml) kaldu ayam • 2 sdt madu • ½ sdt kecap • ½ - 1 ½ sdm pasta kacang cabai • 2 sdt merica sichuan hancur (opsional, tapi tanpa tidak autentik) • 3 sdt jahe parut • 5 siung bawang putih, cincang • 2 sdt Chinkiang cuka atau cuka sari apel • 4 daun bawang, cincang kasar • Cilantro untuk hiasan (opsional)		
	• Potongan daging babi dengan tebal 2,5 cm	• Potongan daging babi dengan tebal 2,5cm	• Potongan daging babi tanpa lemak dengan tebal 2,5cm
Petunjuk Penyajian	• Potong terong menjadi empat memanjang dan potong menjadi bentuk batangan besar dan sisihkan. • Di dalam mangkuk kecil, aduk kaldu ayam, madu, dan kecap dan sisihkan. • Di dalam mangkuk kedua, aduk pasta cabai kacang, bawang putih, jahe, dan merica sichuan dan sisihkan. • Terakhir, di dalam mangkuk ketiga, aduk daun bawang dan cuka dan sisihkan. • Tempatkan minyak ke dalam wajan atau panci tumis besar di atas api sedang-tinggi sampai minyak hampir menguap. • Tambahkan terung dan tumis, biarkanlah selama beberapa detik setiap kali anda mengosengnya untuk memungkinkannya menjadi coklat dan melepuh. • Tambahkan sambal kacang, bawang putih, jahe, dan merica sichuan dan tumis sampai harum, sekitar 30 detik. • Tambahkan campuran kaldu ayam, putar api sampai sedang-rendah dan didihkan selama 90 detik. • Tambahkan daun bawang dan cuka dan masak selama 15 detik untuk sedikit mengurangi rasa kasar mereka. • Hiasi dengan cilantro dan taburkan di seluruh daging babi yang matang tersebut.		

Fakta Kandungan Gizi

Kalori	294	254	194
Lemak	7.8g	9.52g	8.0g
Kabohidrat	23g	23g	23g
Protein	39g	26.2g	14.2g
Waktu Persiapan : 10 Menit Porsi : 2-4			

Salad Yunani Daging Domba

	Tipe Protein	Tipe Campuran	Tipe Karbohidrat
Bahan-bahan	<ul><li>½ cup (13gr) bumbu-bumbu Yunani dipotong halus seperti dill, mint, oregano, peterseli</li><li>Garam laut secukupnya</li><li>2 jantung selada romaine, dicacah halus</li><li>180 gr Kalamata atau zaitun Yunani lainnya</li><li>60 ml air lemon</li><li>110 ml minyak zaitun ekstra virgin</li></ul>		
	<ul><li>454 gr domba giling</li><li>1 mentimun besar atau 2-4 mentimun kecil, dipotong kecil</li><li>1 tomat, dipotong kecil</li></ul>	<ul><li>454 gr domba giling</li><li>1 mentimun besar atau 2-4 mentimun kecil, dipotong kecil</li><li>1-2 tomat, dipotong kecil</li></ul>	<ul><li>227 gr domba tanpa lemak giling</li><li>1 mentimun besar atau 2-4 mentimun kecil, dipotong kecil</li><li>1-2 tomat, dipotong kecil</li></ul>
Petunjuk Penyajian	<ul><li>Tumis domba giling dengan bumbu selama 6-8 menit, atau sampai matang.</li><li>Tambahkan garam secukupnya.</li><li>Campurkan daging dengan selada, tomat, mentimun dan buah zaitun.</li><li>Kocok bersama air lemon dan minyak zaitun. Gerimis/perciki di atas salad.</li></ul>		

Fakta Kandungan Gizi

	Tipe Protein	Tipe Campuran	Tipe Karbohidrat
Kalori	283	275	220
Lemak	10g	10g	5g
Kabohidrat	16g	16g	16g
Protein	28g	28g	14g

Waktu Persiapan : 20 Menit   Porsi : 4

Nasi Daging Sapi Sayur Korea

	Tipe Protein	Tipe Campuran	Tipe Karbohidrat
Bahan-bahan	• 4 siung bawang putih, dicincang halus • ½ cup (128ml) kecap tamari • 2 sdm cuka anggur beras • ¼ cup (59ml) minyak wijen panggang/toasted sesame oil • 2 wortel, diparut atau diiris sangat tipis • 1 cup bayam beku atau 2 tangkup/genggam besar bayam segar • 227gr sirloin atau steak sancan/flank, iris tipis • 2 butir telur • Hiasan opsional: 1 lembar rumput laut kering (nori), potong tipis, 1 sdm biji wijen, sedikit dipanggang, 3 daun bawang, dicincang		
	• 5 jamur shiitake segar, diiris • 2 cup parutan kembang kol	• 3 jamur shiitake segar, diiris • 2 cup parutan kembang kol	• 2 jamur shiitake segar, diiris • 2 cup parutan brokoli
Petunjuk Penyajian	• Campur bawang putih, tamari, cuka dan minyak wijen. • Tempatkan sapi dan jamur ke dalam mangkuk terpisah dan tuangkan setengah dari bumbu yang sudah dibuat di setiap mangkuk. • Panaskan kembang kol parut ke dalam microwave selama 2-4 menit sampai lembut. Pisahkan menjadi dua mangkuk. • Panaskan satu sendok makan minyak (wijen, kelapa atau minyak zaitun) ke dalam wok atau wajan besar. Ketika anda menumis masing-masing bahan, tambahkan lebih banyak minyak yang diperlukan. • Ketika masing-masing bahan selesai dimasak, bagilah di antara dua mangkuk • kembang kol. • Tumis wortel selama beberapa menit sampai sedikit kecoklatan. Angkat dari wajan. • Tambahkan bayam ke dalam panci dan tumis sampai hangat. Angkat dari wajan. • Pecahkan telur di dalam wajan, goreng sampai putih telur terbentuk dan kuning telur mencapai kematangan yang diinginkan. Angkat dari wajan. Telur dapat dibiarkan utuh, atau jika kuning telur keras, potong menjadi irisan-irisan. • Panaskan kembali dan tambahkan sedikit minyak ke dalam wajan. Angkat daging sapi dari rendaman (bumbu dalam mangkuk) dan tumis sampai daging sapi menjadi matang, selama 3-5 menit. Angkat dari wajan. • Tambahkan jamur ke dalam panci dan tumis sampai lunak. Angkat dari wajan. • Tuang sisa bumbu daging ke dalam panci dan didihkan lembut selama 3 menit. • Tuang setengah bumbu tersebut di atas setiap mangkuk. • Tambahkan hiasan opsional dengan rumput laut kering, biji wijen dan daun bawang.		

Fakta Kandungan Gizi

Kalori	515	509	501
Lemak	5.5g	5.3g	5.1g
Kabohidrat	97g	94g	92.3g
Protein	17.9g	17.5g	17g
Waktu persiapan: 30 menit Porsi: 2			

Daging Rusa Rebus

	Tipe Protein	Tipe Campuran	Tipe Karbohidrat
Bahan-bahan	• 1 bawang merah sedang • 2 sdt daun thyme • 1 sdt bubuk kayu manis • 1 sdt kulit jeruk parut (tanpa bagian putihnya) • 750ml daging sapi alami saham • 113gr cranberry segar • Garam laut dan merica secukupnya		
	• 907 gr daging rusa yang direbus pelan-pelan • 3 sdm minyak kelapa atau mentega • 3 kohlrabi sedang, dikupas dan dicacah • 6 batang seledri, potong diagonal	• 680gr daging rusa yang direbus pelan-pelan • 2 sdm minyak kelapa atau mentega • 3 kohlrabi sedang, dikupas dan dicacah • 3 batang seledri, potong diagonal	• 680gr daging rusa yang direbus pelan-pelan • 1 ½ sdm minyak kelapa atau mentega • 3 kohlrabi sedang, dikupas dan dicacah • 194gr kubis cincang • 3 batang seledri, potong diagonal
Petunjuk Penyajian	• Bumbui daging rusa dengan garam dan merica • Di dalam panci kaldu yang besar atau oven Belanda lapis porselen (porcelain-clad Dutch oven) di atas api sedang, tumis bawang dan seledri dengan minyak kelapa sampai bawang mulai menjadi bening. Angkat sayuran dan simpan. • Tambahkan daging rusa dan bakar atau masak sampai kecoklatan dan tutup. Tambahkan daun thyme, kayu manis, kulit jeruk dan aduk untuk membuatnya rata. Tambahkan cranberry, kohlrabi, tumis sayuran dan kalsi. • Panaskan sampai campuran mulai mendidih. Tutup dan didihkan dengan suhu low-medium/rendah sedang selama 45- 50 menit atau sampai daging rusa menjadi empuk.		

Fakta Kandungan Gizi

Kalori	380	384	322
Lemak	9g	8g	4g
Kabohidrat	15g	48g	48g
Protein	57g	30g	21g

Waktu Persiapan : 15 Menit   Porsi : 6

Bakso Sapi Kuah Jamur

	Tipe Protein	Tipe Campuran	Tipe Karbohidrat
Bahan-bahan	• 1 sdt serpihan bawang merah kering • 2 sdm peterseli cincang halus • 2 sdt daun thyme • 1 telur sedang yang utuh • ½ bawang kecil, cincang halus • 2 sdm tepung kacang beans 'R' us, garut atau tepung kedelai • 473 ml air bersih, yang disaring • 1 sdm kecap kedelai tamari • ½ sdt minuman pahit Angoustura atau saus Worcestershire		
	• 454gr daging sapi giling yang digembalakan • 340 gr jamur, diiris • 2 sdm minyak kelapa • ¼ cup Crème fraiche atau sour cream	• 454gr daging sapi giling yang digembalakan • 227 gr jamur, diiris • 2 sdm minyak kelapa • ¼ cup Crème fraiche atau sour cream	• 454gr daging sapi giling yang digembalakan (tanpa lemak) • 227 gr jamur, diiris • 1 sdm minyak kelapa
Petunjuk Penyajian	• Kombinasikan daging sapi giling dengan serpihan bawang merah, peterseli, 1 sdt daun thyme dan telur. Bentuk menjadi 2,5-4cm bakso. • Panaskan wajan berukuran sedang di atas api tinggi-menengah. Cairkan minyak kelapa, tambahkan bawang, dan menambahkan bakso, 1 sdt daun thyme. Tumis dengan cepat, cokelatkan pada semua sisinya, sekitar 2 menit. Tambahkan jamur dan sisa daun thyme dan tumis selama 1-2 menit lagi. • Tambahkan tepung dan aduk untuk melapisi. Panaskan selama 20-30 detik. Aduk dengan air dan masak sambil diaduk sampai campuran mengental. Angkat dari api dan aduk dengan kecap, minuman pahit dan sour cream. Siap untuk disajikan.		

Fakta Kandungan Gizi

Kalori	428	342	270
Lemak	33g	23g	15g
Kabohidrat	7g	7g	6g
Protein	26g	28g	28g
Waktu Persiapan : 15 Menit Porsi : 4			

Daging Sapi Tumis

	Tipe Protein	Tipe Campuran	Tipe Karbohidrat
Bahan-bahan	• 2 siung bawang putih sedang, diiris • 2,5cm jahe, diiris • 1 batang daun bawang kecil, dicuci dan dipotong seperti cincin • 259gr irisan kubis Cina • 224gr jamur kapas, dibelah dua • 1 paprika merah sedang, dipotong panjang-panjang • 280 gr kacang kapri segar/snow peas, dipotong menjadi dua, diagonal • 1 sdm kecap kedelai tamari		
	• 454 gr steak daging sapi sirloin yang digembalakan, dipotong menjadi potongan-potongan 4cm • 2 sdm minyak kelapa	• 454 gr steak daging sapi sirloin atau strip yang digembalakan, dipotong menjadi potongan-potongan 4cm • 2 sdm minyak kelapa	• 336gr fillet daging sapi sirloin atau strip yang digembalakan, dipotong menjadi potongan-potongan 4cm • 1 sdm minyak kelapa
Petunjuk Penyajian	• Panaskan wajan atau dalam wajan lapis porselen berat di atas api sedang; tambahkan minyak kelapa, bawang putih, jahe, dan daun bawang iris. Tumis sampai mulai layu. • Tambahkan daging dan tumis selama 1-2 menit. Angkat daging dari wajan dan tahan, ditutup. Angkat irisan jahe. • Tambahkan kubis Cina dan jamur ke dalam panci dan tumis sampai kubis mulai layu. Tambahkan paprika merah dan kacang kapri selama 1-2 menit lagi. Tambahkan daging burung unta atau daging sapi sudah yang sudah dimasak.		

Fakta Kandungan Gizi

Kalori	338	300	221
Lemak	19g	12g	7g
Kabohidrat	12g	11g	11g
Protein	32g	38g	29g
Waktu Persiapan : 15 Menit Porsi : 4			

Steak Panggang Bumbu Herbal

	Tipe Protein	Tipe Campuran	Tipe Karbohidrat
Bahan-bahan	• 2 sdt minyak kelapa • 2 sdm mustard Dijon • 2tsp horse radish parut atau yang sudah siap pakai • 2 sdt daun thyme kering • 1 sdt bubuk biji seledri • 1 sdt bubuk bawang • 1 sdt garam laut kasar atau Celtic • ½ sdt lada hitam		
	• 454 gr steak sirloin atas(top) dari sapi yang diberi makan rumput	• 454 gr steak sirloin atas(top) dari sapi yang diberi makan rumput	• 454 gr steak Strip burung unta
Petunjuk Penyajian	• Angkat Steak keluar dari kulkas minimal ½ jam sebelum dimasak. Panaskan oven untuk memanggang. Atur oven rak 15cm dari unit pemanggang. • Olesi kedua sisi steak dengan minyak kelapa. Campur mustard Dijon dan lobak dan oleskan merata di kedua sisi daging. Tempatkan steak pada panci broiler yang diolesi sedikit minyak. • Di dalam cangkir kecil, campuran daun thyme, seledri, bubuk bawang merah, garam dan merica. Bagi campuran tersebut, percikan setengahnya untuk setiap sisi daging. • Panggang Steak selama 3-4 menit di setiap sisi, atau sampai kecoklatan di atasnya. Pindahkan ke atas piring saji dan diamkan selama 1 menit. • Iris dan sajikan.		

Fakta Kandungan Gizi

Kalori	315	254	176
Lemak	18g	14g	6g
Kabohidrat	2g	2g	2g
Protein	35g	28g	27g
Waktu Persiapan : 10 Menit Porsi : 5			

Daging Domba Herbal Lemon

	Tipe Protein	Tipe Campuran	Tipe Karbohidrat
Bahan-bahan	• 1 sdt kulit lemon parut (tidak termasuk bagian yang putih) / ½ sdt bumbu merica lemon (lemon pepper) • ½ sdt kering rosemary, dihancurkan • 1 sdt oregano kering • 1 sdt tarragon kering • 3 sdm air jeruk nipis • 1 sdm kecap kedelai tamari		
	• 6 potongan bahu domba	• 4 potongan bahu domba	• 4 dada ayam
Petunjuk Penyajian	• Panaskan wajan besar di atas api sedang tinggi. Cokelatkan daging domba /dada ayam di kedua sisi. • Campur kulit lemon, bumbu, jus lemon dan tamari di dalam mangkuk kecil. Tuang di atas daging/dada ayam di dalam panci dan tutup dan didihkan di atas api rendah sedang panaskan selama 20-25 menit atau sampai lunak. • Ini juga bisa digunakan sebagai "pasta" bumbu atau pesto untuk memanggang potongan daging domba loin. Cukup kurangi air lemon di dalam campuran ramuan sampai 1 sdm, membuat pasta. Oleskan pada potongan daging / dada dan panggang selama 3-4 menit pada masing-masing sisi, tergantung pada ketebalannya. Jangan terlalu lama		

Fakta Kandungan Gizi

Kalori	423	317	245
Lemak	29g	21g	12g
Kabohidrat	2g	2g	1,3g
Protein	37g	28g	24g
Waktu Persiapan : 10 Menit Porsi : 4			

Pastel Lobak Daging Kerbau

	Tipe Protein	Tipe Campuran	Tipe Karbohidrat
Bahan-bahan	• 2 sdm lobak siap pakai/halus • ½ sdt bumbu sayur Spike atau Mrs Dash • 3-4 grind/giling lada hitam segar		
	• 567 gr daging bison atau kerbau giling	• 454 gr daging bison atau kerbau giling	• 454 gr daging burung unta giling
Petunjuk Penyajian	• Gabungkan daging giling dengan bahan lainnya dan bentuklah seperti pastel. • Panggang di dalam oven atau di atas panggangan, atau goreng dengan wajan besi cor dengan suhu tinggi selama 3-4 menit di setiap sisinya sampai berwarna kecoklatan. • Jangan terlalu lama. • Sajikan segera.		

Fakta Kandungan Gizi

Kalori	322	259	172
Lemak	23g	18g	11g
Kabohidrat	1g	1g	0,5g
Protein	27g	21g	17g
Waktu Persiapan : 10 Menit Porsi : 4			

Daging Unggas

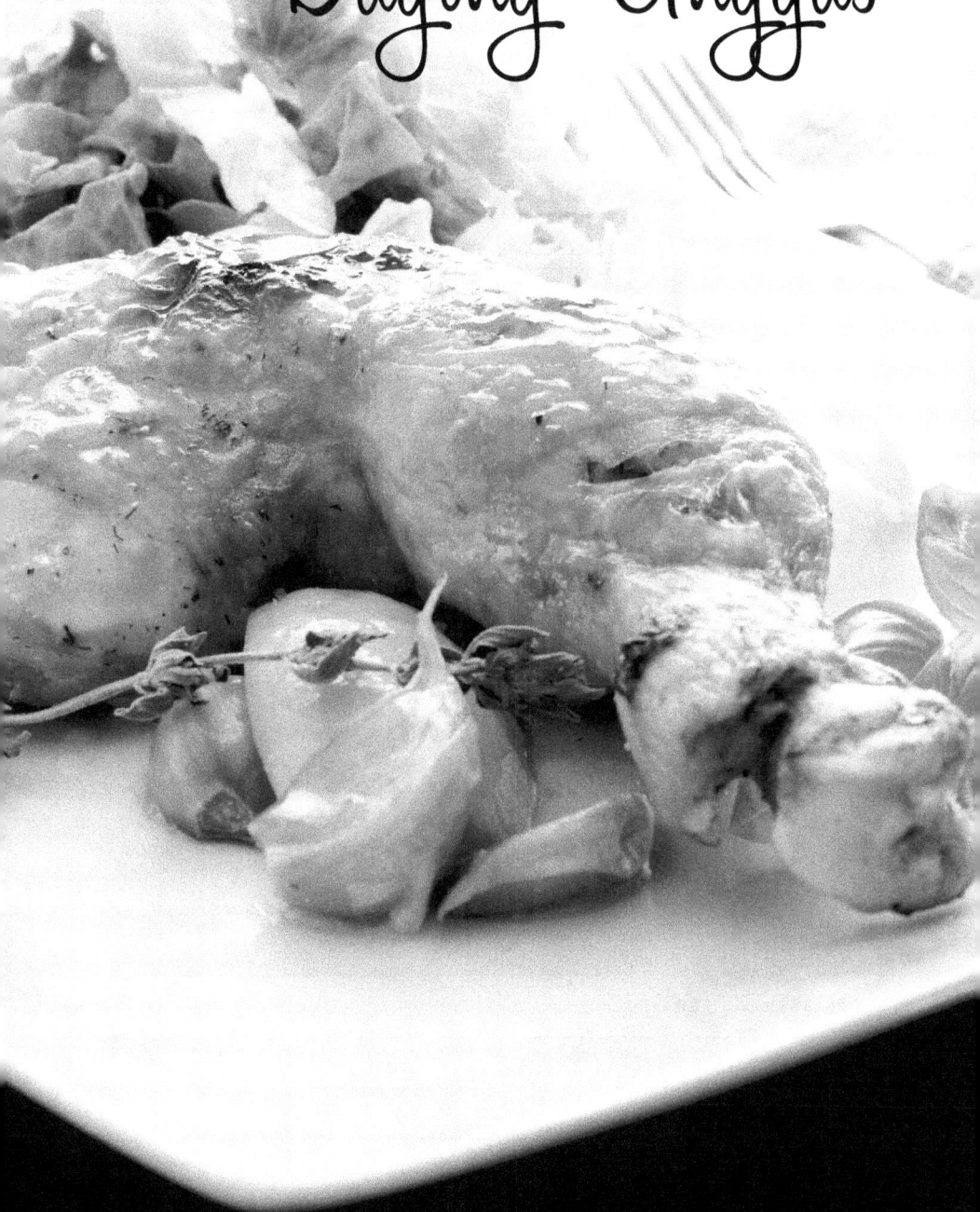

Kalkun Rebus Crockpot

	Tipe Protein	Tipe Campuran	Tipe Karbohidrat
Bahan-bahan	• 2 daun bawang sedang, diiris • 2 sdt daun thyme • 2 sdt daun oregano • 1 sdt bumbu sayuran Spike atau Mrs Dash • 1 wortel sedang, dicincang • 1 batang kayu manis • 480ml air atau 500ml kaldu ayam buras • 200gr lentil atau 100gr kecambah kacang hijau		
	• 4 batang seledri, dipotong menjadi potongan kecil • 1 cup/135gr kohlrabi, dikupas dan dipotong dadu • 907gr bagian kalkun (kaki atau paha) • 448g tomat kaleng	• 2 batang seledri, dipotong menjadi potongan kecil • 140gr labu musim dingin, dikupas dan dipotong dadu • 907gr bagian kalkun • 448g tomat kaleng	• 2 batang seledri, dipotong menjadi potongan kecil • 140gr labu musim dingin, dikupas dan dipotong dadu • 454gr daging dada kalkun • 784gr tomat kaleng • Mengurangi waktu memasak sampai 1 jam
Petunjuk Penyajian	• Potong kalkun, letakkan bagian berkulit di bawah, di dalam panci kuali/ crock pot atur pada suhu tinggi sampai daging mulai melepaskan lemaknya. Balik potongan kalkun dan tambahkan daun bawang dan seledri. Aduk dan tambahkan daun thyme, oregano dan bumbu sayuran. Tumis sampai mereka mulai menjadi layu dan bening. • Tambahkan labu, wortel, kayu manis, tomat, air atau kaldu sayuran dan didihkan tertutup, selama 2-3 jam dengan api sedang atau sampai 6-8 jam pada pengaturan terendah. • Beberapa menit sebelum disajikan, tambahkan kacang atau tauge dan buang kayu manisnya. Sajikan dengan segera.		

Fakta Kandungan Gizi

Kalori	284	252	254
Lemak	10g	9g	4g
Kabohidrat	24g	25g	44g
Protein	25g	21g	15g

Waktu Persiapan : 15 Menit   Porsi : 4

Salad Ayam/Casserole Renyah

	Tipe Protein	Tipe Campuran	Tipe Karbohidrat
Bahan-bahan	• 2 sdm daun bawang cincang • 1 cangkir jicama, kupas dan potong sebesar korek api • 2 sdt air jeruk lemon • ½ sdt garam laut • ½ lada hitam yang baru dihaluskan • 18 tetes Angostura pahit (opsional) • Daun selada dan bayam (opsional)		
	• 4 cup (600gr) sisa ayam matang (daging gelap) • 3 cup (300gr) seledri dipotong dadu kasar • ⅓ cup (42gr) kenari, dicincang kasar • ⅔ cup (154gr) dasar mayones/ basic mayonnaise	• 3 cup (450gr) sisa ayam matang • 2 cup (200gr) seledri dipotong dadu kasar • ¼ cup (31gr) kenari, dicincang kasar • ⅔ cup (154gr) dasar mayones/ basic mayonnaise	• 2 cup (300gr) sisa ayam matang (daging putih) • 2 cup (200gr) seledri dipotong dadu kasar • 2 sdm kenari, dicincang kasar, 2 sdm peterseli dan taburi di atas • ⅓ cup (77gr) dasar mayones/basic mayonnaise dan ⅓ (78) yogurt rendah lemak
Petunjuk Penyajian	• Di dalam mangkuk besar atau basi yang diolesi sedikit minyak, campur semua bahan bersama-sama sampai tercampur dengan rata. • Untuk menyajikannya sebagai salad, dinginkan atau sajikan segera di atas daun selada dan bayam • Untuk menyajikannya sebagai casserole, panaskan oven dengan suhu 350°F, letakkan ayam pada piring basi yang diolesi sedikit minyak. Taburi dengan 1 sdm Gomasio biji bunga matahari atau keju parmesan. Panggang selama 15-18 menit sampai panas.		

Fakta Kandungan Gizi

Kalori	260	197	170
Lemak	14g	10g	7g
Kabohidrat	6g	5g	9g
Protein	27g	22g	22g

Waktu Persiapan : 10 Menit   Porsi : 5

Ayam Panggang Dasar

	Tipe Protein	Tipe Campuran	Tipe Karbohidrat
Bahan-bahan	• 1 sdm mentega mentah atau organik, dilembutkan • 1 siung bawang putih sedang, dicincang • ¾ sdt garam laut • 4-5 grind lada hitam baru digiling • 2 sdt daun thyme		
	• 2,5 - 3,5kg ayam panggang (pilih daging gelap, seperti paha ayam)	• 2,5 - 3,5kg ayam panggang (pilih daging setengah gelap, setengah putih)	• 2,5 - 3,5kg ayam panggang (pilih daging putih, seperti dada ayam)
Petunjuk Penyajian	• Panaskan oven sampai 350°F, cuci ayam, hilangkan lemak dari dalam perutnya • Di dalam mangkuk kecil, campurkan mentega, bawang putih cincang, garam, merica dan daun thyme, oleskan pasta ini di bagian luar ayam. Letakkan sisi dada ayam di bagian bawah di dalam wajan panggangan • Panggang, tanpa ditutup, olesi secara teratur, selama kurang lebih 1 ½ jam (sekitar 20 menit per 454 gr atau per pon). Tempatkan sisi dada ayam di atas selama setengah jam sampai coklat. • Angkat dari oven ketika kaki dapat ditarik dengan mudah dan cairannya tidak merah. Angkat dari panci dan diamkan, tutup, selama 5-10 menit. Deglaze atau kikis sisa kerak di panci dan buatlah saus, jika diinginkan, dari 1 ½ sdm garut, dilarutkan dengan dua cangkir air. • Potong ayam menjadi beberapa porsi atau irisan dan sajikan dengan saus di sampingnya. Hapus kulit sebelum makan. Hapus sisa ayam dari tulang dan dinginkan atau bekukan untuk mempercepat makanan selama seminggu.		

Fakta Kandungan Gizi

Kalori	232	215	196
Lemak	11g	8g	5g
Kabohidrat	0g	0g	0g
Protein	31g	33g	35g

Waktu Persiapan : 75 Menit   Porsi : 10

Ayam BBQ Cornell Klasik

	Tipe Protein	Tipe Campuran	Tipe Karbohidrat
Bahan-bahan	• 140gr daging ayam gelap • 2 cup saus BBQ Cornell	• 4 potong setengah ayam broiler • 1 ½ cup Cornell saus BBQ	• 3 porsi daging putih • 1 cup Cornell saus BBQ
Petunjuk Penyajian	• Rendam bagian broiler dalam saus BBQ, sambil sesekali dibalikkan selama 8 jam. • Panaskan panggangan atau panggang ayam. Memanggang adalah yang terbaik. Masak ayam, dengan bebas dan sering olesi dengan saus BBQ. Balikkan daging secara rutin. Pada panggangan outdoor panggang selama kurang lebih 1 ½ jam sampai lunak dan berwarna coklat gelap. • Potong masing-masing setengah bagian tersebut menjadi 2-3 porsi, tergantung rencana makan anda. Empat potong setengah ayam tersebut umumnya akan memberikan porsi makan 8-10 dari semuanya kecuali makan besar. Sajikan segera. • Dapat disiapkan di dalam broiler/oven, mengurangi waktu memasak. Tidak ada perbandingan dengan produk pangganggan. Sisa dingin sangat lezat, jika ada.		

Fakta Kandungan Gizi

Kalori	275	260	239
Lemak	16g	13g	10g
Kabohidrat	1g	1g	1g
Protein	31g	33g	35g

Waktu Persiapan : 95 Menit   Porsi : 8-10

Ayam Piccata

	Tipe Protein	Tipe Campuran	Tipe Karbohidrat
Bahan-bahan	• ½ cup (110gr) tepung almond kupas • ½ sdt garam laut Celtic • ½ sdt bumbu Chef's Shake • 5 sdm minyak biji anggur • ¼ cup (60gr) air lemon • 250ml kaldu ayam • ¼ cup caper yang diasinkan • ¼ cup (56gr) peterseli cincang segar		
	• 680gr paha ayam • 5 sdm ekstra virgin minyak zaitun	• 680gr paha dan dada ayam • 5 sdm ekstra virgin minyak zaitun	• 680gr dada ayam • 3 sdm ekstra virgin minyak zaitun
Petunjuk Penyajian	• Potong dada ayam menjadi dua secara horizontal, berikan mentega. Jika potongannya besar, potong masing-masing menjadi dua bagian setelah anda memotong mereka menjadi dua • Masukan potongan ayam di antara dua lembar kertas perkamen dan pukul ayam dengan wajan berat sampai tebalnya menjadi 0,6cm. • Campur tepung, garam dan Chef's Shake • Bilas potongan ayam dengan air, kemudian lapisi dengan tepung campuran, sampai terlapisi dengan baik • Panaskan minyak zaitun dan 2 sendok makan minyak biji anggur dalam wajan besar dengan api tinggi sedang. Tambahkan setengah dari potongan ayam dan cokelatkan dengan baik pada masing-masing sisi, sekitar 3 menit per sisi • Pindahkan dari wajan ke piring, masukkan dada atau paha ayam lainnya ke dalam wajan dan masak, kemudian angkat dari wajan • Letakkan piring dada ayam ke dalam oven yang hangat sambil mempersiapkan saus • Tambahkan air lemon, kaldu ayam dan caper ke dalam wajan dan gunakan spatula logam untuk mengentalkannya menjadi kecokelatan kemudian campurkan ke dalam saus • Kurangi saus setengahnya kemudian campurkan dengan sisa 3 sendok makan minyak biji anggur • Letakkan ayam di atas piring, tuangkan saus di atasnya dan taburi dengan peterseli		
Fakta Kandungan Gizi			
Kalori	284	225	190
Lemak	14g	11g	7g
Kabohidrat	8g	8g	8g
Protein	28g	26g	30g
Waktu Persiapan : 30 Menit Porsi : 4-6			

Ayam Tumis

	Tipe Protein	Tipe Campuran	Tipe Karbohidrat
Bahan-bahan	• 5 siung bawang putih, dicincang halus • 4 sdm kecap ikan • 4 ½ sdm air jeruk nipis segar • 125ml kaldu ayam • 4-5 daun bawang, cincang halus • 1 ½ paket (336gr) brokoli selada/ broccoli slaw • 3 wortel sedang, dipotong panjang-panjang		
	• 907gr daging gelap ayam, dipotong menjadi potongan-potongan 3,7cm • 5 sdm minyak kelapa • 3 sdm peterseli segar dicincang	• 907gr daging ayam, dipotong menjadi potongan-potongan 3,7cm • 4 sdm minyak kelapa • 5 sdm peterseli segar dicincang	• 907gr daging putih ayam, dipotong menjadi potongan-potongan 3,7cm • 2 sdm minyak kelapa • 5 sdm peterseli segar dicincang
Petunjuk Penyajian	• Panaskan wajan atau dalam wajan berlapis porselen berat di atas api sedang-tinggi. Tumis bawang putih dengan minyak kelapa sampai harum. • Tambahkan daging ayam dan tumis sekitar 3 menit sampai sedikit kecoklatan. • Tambahkan kecap ikan, air jeruk nipis dan kaldu ayam. Masak didihkan dengan cepat sampai ayam matang, sekitar 5-8 menit. • Tambahkan brokoli selada dan wortel, tumis sampai lunak tapi masih keras. • Hiasi dengan daun bawang dan peterseli.		

Fakta Kandungan Gizi

Kalori	314	293	284
Lemak	9.8g	7g	4g
Kabohidrat	29g	29g	27g
Protein	29g	28g	26g

Waktu Persiapan : 15 Menit   Porsi : 3

Omelet Jamur dengan Kefir

	Tipe Protein	Tipe Campuran	Tipe Karbohidrat
Bahan-bahan	• 2 sdm kefir • Keju Cheddar (secukupnya) • Sejumput (1/8 sdt) Garam laut dan lada hitam		
	• 2 sdm minyak zaitun ekstra virgin atau mentega organik • 6 butir telur • 4-5 jamur	• 2 sdm minyak zaitun ekstra virgin atau mentega organik • 5 butir telur • 2-3 jamur	• 1 sdm minyak zaitun ekstra virgin atau mentega organik • 4 butir telur • 2 jamur
Petunjuk Penyajian	• Kocok telur dan kefir di dalam sebuah mangkuk terpisah dan tambahkan garam laut dan lada. • Iris jamur halus dan masak pada api besar dengan mentega atau minyak zaitun sampai berwarna keemasan. • Kecilkan kompor ke api sedang sebelum menambahkan campuran telur dan kefir dengan menyebarkan secara merata di dalam panci. • Ketika omelet mulai terbentuk, namun masih ada beberapa telur mentah di atasnya, tambahkan cheddar. Angkat omelet dari kompor dan gunakan pegangan untuk menggoyang-goyangkan omelet agar lepas dari penggorengan. Gunakan garpu atau spatula anda, lipat di atasnya. • Sajikan segera.		

Fakta Kandungan Gizi

Kalori	311	300	290
Lemak	26g	23g	15g
Kabohidrat	5g	5g	3g
Protein	15g	15g	11g
Waktu Persiapan : 6 Menit Porsi : 2			

Ayam Zaitun Jeruk

	Tipe Protein	Tipe Campuran	Tipe Karbohidrat
Bahan-bahan	• 2 sdt paprika • 2 siung bawang putih cincang • 2 sdm cuka sherry • 1 jeruk • ¼ cup (6gr) peterseli cincang halus • ½ cup zaitun hitam tanpa biji (cobalah Maroko oil-cured atau Yunani Kalamata) • ¼ sdt serpihan paprika merah		
	• 454-680 gr paha ayam, dipotong kubus 2,5cm • 4 sdm minyak zaitun ekstra virgin	• 454-680 gr paha dan dada ayam, dipotong kubus 2,5cm • 4 sdm minyak zaitun ekstra virgin	• 454-680 gr dada ayam, dipotong kubus 2,5cm • 2 sdm minyak zaitun ekstra virgin
Petunjuk Penyajian	• Kocok paprika, bawang putih, minyak zaitun dan cuka. • Beri sedikit garam pada ayam. Tuang setengah dari saus vinaigrette di atas ayam. • Masak ayam di bawah panggangan pada suhu tinggi selama 10-12 menit sampai matang. • Sementara ayam dimasak, kupas jeruk. Potong setiap irisan jeruk menjadi dua atau tiga. • Di dalam mangkuk saji, campur potongan jeruk, peterseli, zaitun dan serpihan paprika merah. • Tambahkan ayam matang dan perciki saus vinaigrette yang tersisa di atasnya. Aduk dengan lembut supaya berbaur. • Sajikan dingin atau pada suhu kamar.		

Fakta Kandungan Gizi

Kalori	340	296	225
Lemak	22g	18g	13g
Kabohidrat	6g	5g	3g
Protein	53g	40g	35g

Waktu Persiapan : 20 Menit   Porsi : 4

Telur Mentega Daun Prei

	Tipe Protein	Tipe Campuran	Tipe Karbohidrat
Bahan-bahan	• 2 sdm kefir • Keju Cheddar (secukupnya) • Sejumput (1/8 sdt) Garam laut dan lada hitam		
	• 8 butir telur • 2-4 irisan bacon masak, dihancurkan • 3 sdm mentega organik	• 6 butir telur • 2-4 irisan bacon masak, dihancurkan • 2 sdm mentega organik	• 4 butir telur • 2-4 irisan ham masak • 2 sdm mentega organik
Petunjuk Penyajian	• Potong bagian atas daun bawang yang lebih gelap dan iris bagian bawahnya yang sedikit hijau/putih dengan setengah memanjang. Bilas setiap daun bawang dengan baik dan kemudian iris melintang menjadi strip tipis. • Lelehkan 2 sendok makan mentega di dalam wajan di atas api sedang-rendah dan tambahkan daun bawang, tumis dengan pelan selama beberapa menit sebelum meletakkan tutup pada wajan dan biarkan daun bawang masak selama 8-10 menit sampai sangat lembut. • Jaga api tetap kecil dan aduk sesekali; sedikit kecokelatan tidak apa-apa, tapi sebagian besar anda hanya ingin daun bawang menjadi lembut. • Sementara daun bawang dimasak, kocok telur dengan 1 sendok makan krim • dan sedikit garam dan merica. • Hangatkan sisa mentega di dalam panci dengan api kecil kemudian tambahkan telur. Jaga api tetap kecil dan aduk telur terus-menerus sampai matang sehingga tidak coklat dan menjadi terlalu keras. • Ketika telur matang tapi masih agak lembek dan lembut, angkat dan bagi pada dua piring. • Aduk 2 sendok makan sisa krim dengan daun bawang dan bumbui dengan garam jika diperlukan. Sendok daun bawang di atas telur orak-arik dan hiasi dengan daging/ham hancur.		

Fakta Kandungan Gizi

Kalori	350	330	312
Lemak	29g	27g	22g
Kabohidrat	10g	8g	6g
Protein	17g	17g	15g
Waktu Persiapan : 15 Menit Porsi : 4			

Omelet Adas dan Zaitun

	Tipe Protein	Tipe Campuran	Tipe Karbohidrat
Bahan-bahan	• 1 adas manis, iris tipis (daun dibuang) • 2-3 siung bawang putih • ½ cup (10gr) kemangi segar dicincang halus • ½ cup (90gr) zaitun tanpa biji • Garam laut secukupnya • Feta atau keju kambing (opsional)		
	• 4 sdm minyak zaitun ekstra virgin • 2 buah tomat, dicincang • 8 butir telur, dikocok	• 4 sdm minyak zaitun ekstra virgin • 2 buah tomat, dicincang • ? 6 butir telur, kocok	• 4 sdm minyak zaitun ekstra virgin • 3 buah tomat, dicincang • 4 butir telur, dikocok
Petunjuk Penyajian	• Panaskan 2 sendok makan minyak zaitun di dalam wajan di atas api tinggi sedang dan tambahkan adas, tumis sampai sedikit kecoklatan. • Tambahkan bawang putih dan tomat dan tumis lima menit lagi. • Pindahkan ke mangkuk dan campur dengan zaitun dan kemangi. Garam secukupnya. • Hangatkan minyak zaitun yang tersisa di dalam wajan. Tambahkan setengah dari telur kocok ke dalam wajan. • Ketika telur dimasak, gunakan spatula untuk mengangkat tepi telur dadar dan miringkan wajan sehingga telur yang mentah akan tumpah langsung ke permukaan panci. • Setelah sekitar tiga menit, ketika sebagian besar telur matang, tambahkan setengah daricampuran tomat ke satu sisi dari telur. • Gunakan spatula, lipat setengah omelet di atasnya; • Masak sebentar lagi dan letakkan ke piring. • Ulangi untuk membuat omelet yang kedua.		

Fakta Kandungan Gizi

Kalori	285	274	260
Lemak	20g	18g	15g
Kabohidrat	8g	6,5g	5g
Protein	16g	15g	13g
Waktu Persiapan : 20 Menit Porsi : 2			

Sarapan Pagi Burrito

	Tipe Protein	Tipe Campuran	Tipe Karbohidrat
Bahan-bahan	• ¼ cup cabai hijau kaleng yang dipotong dadu • ¼ cup ketumbar cincang halus • ¼ cup daging masak (coba irisan steak, daging sapi giling atau ayam parut) • 1 alpukat, potong menjadi irisan atau potongan kecil • saus pedas atau salsa (opsional)		
	• 6 butir telur, putih dan kuning dipisahkan • ½ bawang bombay, dicincang halus • 1 tomat, dicincang halus • ½ paprika merah dipotong menjadi strip/panjang-panjang	• 4 butir telur, putih dan • kuning dipisahkan • ½ bawang bombay, dicincang halus • 1-2 tomat, dicincang halus • 1 paprika merah dipotong menjadi strip/panjang-panjang	• 3 butir telur, putih dan • kuning dipisahkan • 1 bawang bombay, dicincang halus • 2 tomat, dicincang halus • 1 paprika merah dipotong menjadi strip/panjang-panjang
Petunjuk Penyajian	• Kocok putih telur. • Panaskan wajan 25cm yang sedikit diminyaki. Tuang setengah putih telur ke dalam panci, putar-putar panci sehingga putih telur tersebar tipis dan merata. • Setelah sekitar 30 detik, letakkan tutup pada panci dan masak 1 menit lagi. • Gunakan spatula karet untuk melepaskan dan mengambil "tortilla" putih telur ke sebuah piring. • Ulangi sekali lagi dengan putih telur yang tersisa. • Di dalam panci yang sama, tumis bawang dengan minyak selama satu menit kemudian tambahkan tomat, cabai hijau, cabai merah, ketumbar dan daging. • Kocok kuning telur dan tuangkan ke dalam panci, campurkan menjadi orak-arik dengan bahan-bahan lainnya. • Tambahkan alpukat di akhir proses, dan kemudian sendok setengah dari isinya ke setiap putih telur. • Gulung putih telur menjadi burrito dan sajikan dengan saus pedas atau salsa.		

Fakta Kandungan Gizi

Kalori	254	238	220
Lemak	6g	5g	4g
Kabohidrat	22g	22g	20g
Protein	30g	30g	15g

Waktu Persiapan : 25 Menit   Porsi : 2

Kembang Kol "Arroz Con Pollo"

	Tipe Protein	Tipe Campuran	Tipe Karbohidrat
Bahan-bahan	• 1 sdm minyak zaitun ekstra virgin • 1 jalapeño, dicincang halus • 2 siung bawang putih, dicincang halus • 406gr tomat dipotong dadu kaleng • 1 cup (250ml) kaldu ayam • ½ sdt saffron • 1 sdt jinten • 1 sdt garam laut • 1 kepala kembang kol, diparut • 2 cup (260g) kacang polong beku		
	• 907gr-1kg paha ayam tanpa tulang, dipotong dadu kecil atau strip/panjang • ½ bawang, dicincang halus • ½ paprika hijau, dicincang atau dipotong panjang • ½ paprika merah, dicincang atau dipotong menjadi strip/panjang	• 907gr-1kg paha dan dada ayam tanpa tulang, dipotong dadu kecil atau strip/ panjang • 1 bawang, dicincang halus • 1 paprika hijau, dicincang atau dipotong panjang • 1 paprika hijau, dicincang atau dipotong panjang	• 907gr-1kg dada ayam tanpa tulang, dipotong dadu kecil atau strip/panjang • 1 bawang, dicincang halus • 1 paprika hijau, dicincang atau dipotong panjang • 1 paprika hijau, dicincang atau dipotong panjang
Petunjuk Penyajian	• Jika anda memiliki food processor, menghemat waktu dengan menggunakannya untuk memarut atau mengiris bawang, jalapeño, bawang putih dan paprika bersama-sama. Kembang kol ini juga paling mudah untuk diparut dengan food processor. • Dengan menggunakan panci dalam, panaskan minyak di atas api tinggi sedang dan tambahkan ayam. Masak selama 4-6 menit sampai kecokelatan. • Tambahkan lebih banyak minyak jika diperlukan, kemudian tambahkan bawang bombay, bawang putih, jalapeño, dan paprika untuk beberapa menit. • Tambahkan tomat dan airnya, kaldu, kunyit, jinten, garam dan kembang kol. • Aduk rata. • Didihkan dengan cepat dengan ditutup selama 10 menit, lalu tambahkan kacang polong dan didihkan untuk beberapa menit lagi.		

Fakta Kandungan Gizi

Kalori	257	249	238
Lemak	10g	9,5g	8g
Kabohidrat	28g	25g	20g
Protein	13g	13g	15g

Waktu Persiapan : 30 Menit   Porsi : 4

Sate Ayam Cabai dan Bawang Putih

	Tipe Protein	Tipe Campuran	Tipe Karbohidrat
Bahan-bahan	• 6 tusuk sate kayu, direndam dengan air dingin selama 30 menit • 2 sdm minyak zaitun ekstra virgin • 1 sdt cabai merah, biji diambil dan dicincang halus • 4 siung bawang putih, dicincang halus • 6 sdm air jeruk nipis		
	• 2 paha ayam, dipotong dadu	• 1 dada ayam, dipotong dadu • 1 paha ayam, dipotong dadu	• 2 dada ayam, dipotong dadu
Petunjuk Penyajian	• Panaskan oven kipas sampai 350°F atau panaskan grill BBQ dengan panas tinggi. • Untuk membuat saus cabai dan bawang putih, campurkan minyak, cabe, bawang putih dan air lemon dalam mangkuk kecil. Sisihkan selama beberapa menit. • Tusukkan ayam ke tusuk sate dan tempatkan di laying oven yang dilapisi dengan kertas roti. Tuang cabai dan saus bawang putih di atas ayam, lapisi dengan baik. • Panggang tusuk sate di dalam oven selama 30-40 menit atau sampai ayam matang. Jika memasak dengan panggangan BBQ masak ayam selama 5-6 menit untuk setiap sisinya. Sajikan.		

Fakta Kandungan Gizi

Kalori	153	149	145
Lemak	2.5g	2g	1,4g
Kabohidrat	7g	6,8g	6,4g
Protein	27g	27g	26,5g

Waktu Persiapan : 45 Menit   Porsi : 2

Larb Gai Ayam

	Tipe Protein	Tipe Campuran	Tipe Karbohidrat
Bahan-bahan	• 1 sdm minyak • 1 cabai, dicincang • 1 siung bawang putih, cincang halus • 1 cup (250ml) kaldu ayam • ½ sdt pasta kari merah • 2 sdt kecap ikan, atau 1 sendok teh garam laut • 4 sdm air jeruk nipis • ½ cangkir daun mint, dicincang halus • 1 ikat ketumbar, dicincang halus • 1 bawang bombay, diiris halus		
	• 3 paha ayam	• 2 dada ayam • 1 paha ayam	• 3 dada ayam
Petunjuk Penyajian	• Tempatkan daging ayam di dalam food processor dan cincang • Panaskan minyak dengan panci besar dengan api tinggi sedang. Tambahkan minyak, cabai dan bawang putih dan goreng selama 1 menit. Masukkan ayam giling dan aduk terus menerus sampai matang, pastikan untuk memecah gumpalan-gumpalan yang besar. • Tambahkan kaldu ayam dan didihkan selama 8-10 menit, atau sampai kaldu diserap. Tambahkan pasta kari, kecap ikan (atau garam laut), air lemon dan didihkan lagi selama 2-3 menit. • Angkat panci dari api, tambahkan mint, ketumbar dan bawang Bombay dan campurkan dengan baik. • Tinggalkan tertutup selama 2 menit sebelum disajikan.		

Fakta Kandungan Gizi

Kalori	171	165	156
Lemak	3g	2,2g	1,5g
Kabohidrat	12g	12g	10g
Protein	25g	25g	25g
Waktu Persiapan : 20 Menit Porsi : 3			

Schnitzel Ayam Hazelnut

	Tipe Protein	Tipe Campuran	Tipe Karbohidrat
Bahan-bahan	• ⅔ cup (67g) hazelnut bubuk • Garam laut secukupnya		
	• 2 paha ayam • 2 butir telur, dikocok	• 1 dada ayam • 1 paha ayam • 2 butir telur, dikocok	• 2 dada ayam • 1 butir telur, dikocok
Petunjuk Penyajian	• Panaskan oven kipas sampai 350°F • Letakkan dada ayam atau paha di antara dua lembar kertas roti. Gunakan palu daging atau ujung batang gilingan, ratakan daging ayam sampai 1cm tebalnya. • Letakkan telur kocok ke dalam mangkuk berukuran sedang, dan hazelnut bubuk di atas piring besar. Celupkan tiap dada ayam ke dalam campuran telur kocok hingga terlapisi dengan baik, kemudian tempatkan ke hazelnut bubuk, bolak-balikkan agar terlapisi dengan baik. • Letakan ayam ke loyang yang dilapisi dengan kertas roti dan panggang di dalam oven selama 30-40 menit, atau sampai ayam telah matang. • Sajikan dengan salad atau sayuran kukus.		

Fakta Kandungan Gizi

Kalori	150	146	142
Lemak	3.1g	2, 3g	1,2g
Kabohidrat	19.3g	17.3g	15.7g
Protein	14.8g	13.5g	11.5g
Waktu Persiapan : 50 Menit Porsi : 2			

Sate Ayam Ketumbar Cabai

	Tipe Protein	Tipe Campuran	Tipe Karbohidrat
Bahan-bahan	• 6 tusuk sate kayu, direndam dalam air dingin selama 30 menit. Bumbu marinade: • 1 sdm minyak zaitun ekstra virgin • ¼ cangkir air lemon • 1 bawang bombay, dicincang • 2 siung bawang putih • 1 cup (40g) daun ketumbar segar • 1 sdm bubuk kunyit • 1 sdm cabai serpih • 1 sdm garam masala • 1 sdm biji ketumbar bubuk		
	• 2 paha ayam, dipotong dadu	• 1 dada ayam, dipotong dadu • 1 paha ayam, dipotong dadu	• 2 dada ayam, dipotong dadu
Petunjuk Penyajian	• Tempatkan minyak zaitun, jus lemon, bawang bombay, siung bawang putih, ketumbar, kunyit, garam masala dan biji ketumbar bubuk di dalam food processor dan campuran dengan kecepatan tinggi hingga terbentuk tekstur yang halus. • Tusukkan ayam ke tusukan sate kayu dan letakkan di atas piring, tuangkan bumbu di atas ayam, balik tusuk sate sampai terlapisi dengan baik. Tutup piring dan dinginkan di lemari es selama 1-2 jam. • Panaskan oven kipas sampai 350°F • Letakkan tusuk sate ayam di atas loyang yang dialasi kertas roti, oleskan dengan bumbu. Panggang di dalam oven selama 20-30 menit sampai ayam telah matang. Sajikan.		

Fakta Kandungan Gizi

Kalori	190	183.5	175
Lemak	7g	5,2g	4g
Kabohidrat	8g	8g	7g
Protein	23g	21,3g	20g

Waktu Persiapan : 120 Menit   Porsi : 2

Rub Karibia Panggang

	Tipe Protein	Tipe Campuran	Tipe Karbohidrat
Bahan-bahan	• 6 sdm bumbu Karibia Jerk • 6 sdm bawang putih dicincang atau bubuk bawang putih • 6 sdm bawang Bombay cincang • 6 sdm bawang Bombay cincang kering atau bubuk • 2 sdm Allspice • 1 sdm chipotle atau paprika merah bubuk kering • 2 paprika Hungaria • 1 paket Stevia dan/atau pemanis alternatif • 1 sdm sari tebu kering organik • 2 sdm daun thyme • 2 sdm bubuk kayu manis • 2 sdt bubuk pala • 1 ½ sdt bubuk habanera • Bumbu bubuk atau kulit dari 2 lemon (bukan yang putih). Tempatkan dalam wadah tertutup di kulkas, sampai satu bulan.		
	• 2 setengah bagian ayam broiler-fryer, bagian daging gelap • 1 sdm minyak kelapa atau mentega organic mentah	• 2 setengah bagian ayam broiler-fryer, bagian daging gelap dan putih • 1 sdm minyak kelapa atau mentega organic mentah	• 2 setengah bagian ayam broiler-fryer, bagian daging putih • ½ sdm minyak kelapa atau mentega organic mentah
Petunjuk Penyajian	• Panaskan grill/panggangan atau preheat ayam pedaging/broiler. • Oleskan bagian daging ayam broiler-fryer dengan minyak dan kemudian keseluruhannya dengan Bumbu Caribbean Jerk • Sate atau panggang, bolak-balik secara rutin, sampai ayam lunak, sekitar 1 sampai 1 ½ jam		

Fakta Kandungan Gizi

Kalori	232	215	196
Lemak	11g	8g	5g
Kabohidrat	0g	0g	0g
Protein	31g	33g	35g

Waktu Persiapan : 90 Menit   Porsi : 5

Irisan Kalkun Cepat

	Tipe Protein	Tipe Campuran	Tipe Karbohidrat
Bahan-bahan	• 1 ¼ sdt garam laut atau Celtic • 4-6 grind lada hitam baru digiling • ¼ cup (60ml) air lemon • 4 sdt rosemary segar dicacah atau 2 sdt rosemary kering dihancurkan		
	• 3 sdm zaitun hijau, diiris setengah • 567gr paha kalkun buras tanpa tulang • 4 sdt mentah atau • mentega organik atau minyak kelapa	• 2 sdm zaitun hijau, diiris setengah • 567gr paha kalkun buras tanpa tulang • 4 sdt mentah atau mentega organik atau minyak kelapa	• 2 sdm zaitun hijau, diiris setengah • 454gr, dada kalkun buras yang dibagi dua • 2 sdt mentega atau minyak kelapa
Petunjuk Penyajian	• Tempatkan daging kalkun di antara potongan kertas lilin atau bungkus plastik dan pukul-pukul dengan pisau besar atau palu daging merata sampai mencapai ketebalan 3 mm. Taburi dengan garam dan merica. • Tempatkan panci tumis 1,25cm atau wajan besar di atas api sedang sampai tinggi. Tambahkan mentega dan irisan daging kalkun bakar dengan cepat, sampai kecoklatan. Putar sesekali dan masak selama 1 menit. • Bumbui dengan rosemary dan tambahkan air lemon dan zaitun. Masak selama beberapa menit lagi kemudian angkat potongan daging tersebut ke piring saji. • Panaskan saus sementara deglaze atau mengeruk setiap bagian kecil kalkun kecokelatan di permukaan panci sampai saus berkurang menjadi sekitar 2 sdm. Tuangkan potongan daging di atas piring dan sajikan segera.		

Fakta Kandungan Gizi

Kalori	387	275	210
Lemak	15g	13g	6g
Kabohidrat	5g	4g	4g
Protein	50g	36g	30g
Waktu Persiapan : 10 Menit Porsi : 4			

Ayam Kaisar Panggang

	Tipe Protein	Tipe Campuran	Tipe Karbohidrat
Bahan-bahan	• ½ sdt bumbu sayur Spike atau Mrs Dash • ½ sdt lada hitam bubuk segar		
	• 1,8kg paha ayam buras • 4 cup (900g) bayam, dirobek • 2 cup (450g) seledri cacah • ¼ cup saus salad Caesar • ¼ cup (25g) parutan keju parmesan atau Romano • 1 sdm caper	• 2 dada dan paha ayam buras utuh • 1 kepala romaine lettuce/selada romaine besar, dirobek • ¼ cup saus salad Caesar • ¼ cup (25g) parutan keju parmesan atau Romano • 1 sdm caper	• 2 dada ayam buras utuh, belah • 1 kepala romaine lettuce/selada romaine besar, dirobek • 2 sdm saus salad Caesar • 2 sdm parutan keju parmesan atau Romano • 2 sdm caper
Petunjuk Penyajian	• Panaskan broiler. Potong belahan bagian dada dan paha dengan irisan melintang setebal 2,5cm. Bumbui dengan Spike dan merica. Panggang potongan ayam di atas nampan panggangan selama 3-4 menit atau sampai berwarna cokelat keemasan. Keluarkan dari oven dan dinginkan. • Sementara itu, cuci dan tiriskan romaine. Robek menjadi potongan besar dalam mangkuk salad. • Tambahkan sisa bahan kecuali 2 sdm keju dan aduk sampai terlapisi dengan baik. Letakkan bagian atasnya dengan potongan ayam panggang dan keju yang tersisa.		

Fakta Kandungan Gizi

Kalori	300	265	200
Lemak	20g	11g	6g
Kabohidrat	8g	9g	5g
Protein	22g	32g	30g

Waktu Persiapan : 10 Menit   Porsi : 4

Salad Kalkun Tomatillo Panggang

	Tipe Protein	Tipe Campuran	Tipe Karbohidrat
Bahan-bahan	• 1 cup jicama dipotong dadu • ½ cup batang brokoli dicincang halus • 2 bawang sedang atau daun bawang yang diiris • ½ cup (25g) potongan cilantro atau peterseli Italia berdaun datar • 3 sdm air lemon • ½ cup salsa tomatillo zaitun hijau • 4-5 grind lada hitam segar		
	• 4 cup daging kalkun buras bertulang yang matang, daging gelap, dipotong-potong • 1 ½ cup (337g) seledri dicincang halus • 1/3 cup zaitun hijau yang diisi pimeno, dicincang	• 3 cup daging kalkun buras bertulang yang matang, dipotong-potong • ½ cup (113g) seledri dicincang halus • 1/4 cup zaitun hijau yang diisi pimeno, dicincang	• 2 cup daging kalkun buras bertulang yang matang, daging putih, dipotong-potong
Petunjuk Penyajian	• Campur kalkun, bengkuang, seledri, brokoli, daun bawang, buah zaitun, ketumbar, dan peterseli ke dalam mangkuk besar. • Aduk air lemon dengan salsa zaitun hijau dan tuangkan di atas salad. Aduk untuk menggabungkan. • Sajikan di atas daun selada mentega		

Fakta Kandungan Gizi

Kalori	388	299	233
Lemak	24g	14g	9g
Kabohidrat	12g	11g	8g
Protein	40g	31g	22g
Waktu Persiapan : 5 Menit Porsi : 4			

Burger KalkunTarragon

	Tipe Protein	Tipe Campuran	Tipe Karbohidrat
Bahan-bahan	• 1 sdm daun tarragon segar atau kering • ½ sdt bumbu sayur Spike atau garam laut • 3 grind lada hitam segar • 2 butir telur besar		
	• 567gr daging giling kalkun buras • 1 sdm mustard Dijon • ½ cup (113g) seledri cincang halus • ¼ cup (38g) bawang bombay merah dicincang	• 454gr daging giling kalkun buras • 2 sdm mustard Dijon • ½ cup (75g) zucchini dicincang kasar • ¼ cup (38g) bawang bombay merah dicincang	• 454gr daging giling kalkun buras • 3 sdm mustard Dijon • ¾ cup (113g) zucchini dicincang kasar • ¼ cup (38g) bawang bombay merah dicincang
Petunjuk Penyajian	• Panggangan dipanaskan. Di dalam mangkuk, campurkan daging kalkun giling dengan zucchini, bawang bombay, tarragon, mustard, bumbu spike, merica dan telur. Aduk rata. • Bentuk menjadi bulatan pipih dan tempatkan pada wajan panggangan. Panggang selama 5 menit untuk masing-masing sisi sampai kecoklatan. • Sajikan segera.		

Fakta Kandungan Gizi

Kalori	259	216	221
Lemak	14g	12g	12g
Kabohidrat	2g	2g	3g
Protein	28g	23g	24g

Waktu Persiapan : 15 Menit   Porsi : 4

Telur Isi Dasar

	Tipe Protein	Tipe Campuran	Tipe Karbohidrat
Bahan-bahan	• 6 butir telur besar organik • 1/3 cup (77g) mayones dasar • 2 sdt mustard Dijon atau favorit anda • ½ sdt bumbu sayur • 2-3 grind lada hitam baru digiling • Paprika dan dill untuk hiasan		
	• 2 teri atau • Bacon dicampur dengan bayam matang (ini akan menjadi isiannya). • Isian bumbu dengan herbal, garam dan lada.	• Campur sayuran dan daging (ini akan menjadi isiannya). • Isian bumbu dengan herbal, garam dan lada.	• Daging giling tanpa lemak dengan sayuran matang untuk isiannya • Isian bumbu dengan herbal, garam dan lada.
Petunjuk Penyajian	• Rebus air di dalam panci sedang di atas api tinggi. Tambahkan telur ke dalam air mendidih dan kurangi api sampai mendidih dengan pelan. Masak pelan, 5-6 menit. Tuangkan air panas dan ganti dengan air dingin untuk mendinginkan telur. • Ketika sudah cukup dingin, kupas telur dan dipotong setengah memanjang. • Ambil kuning telurnya ke mangkuk kecil. Tempatkan bagian putih di mangkuk saji atau piring makan. • Tumbuk kuning telur dengan garpu sampai halus. Jika sulit, anda dapat menghaluskannya dengan mendorongnya menggunakan saringan halus tetapi jangan menggunakan food processor karena akan menjadi lengket. Tambahkan mayones, mustard, garam dan merica. Kocok sebentar untuk membaurkan dan meratakan campuran. Tambahkan isi yang diinginkan. • Isi bagian telur dengan satu sendok teh, bentuk kuning telur dengan dekoratif. • Taburkan setiap telur yang di isi lainnya dengan dill dan paprika. • Sajikan segera atau tutup dan dinginkan.		

Fakta Kandungan Gizi

Kalori	82	77	73
Lemak	8g	5g	3g
Kabohidrat	1g	4g	7g
Protein		21g	15g
Waktu Persiapan : Menit 15 Porsi : 4			

Quiche Tanpa Kerak

	Tipe Protein	Tipe Campuran	Tipe Karbohidrat
Bahan-bahan	• 2 sdt mentega organik atau minyak kelapa • ½ bawang bombay merah kecil, potong irisan • 2 cup (500g) brokoli flowerettes • ¼ cup (7gr) peterseli cincang • 2 sdt kemangi kering • 4 butir telur utuh sedang • ½ cup (120ml) susu cair • 1 sdt mustard Dijon • Garam dan merica secukupnya • ¼ cup tepung Bebas Gluten atau lemak penuh = ¼ cup tepung Bebas Gluten		
	• 4 strip bacon kalkun atau ½ cup kalkun atau salmon sisa • 1/3 cup (33g)keju organik pilihan mentah, diparut.	• 1/3 cup (33g) keju organik pilihan mentah, diparut.	• 2 sdm keju parmesan rendah lemak • atau keju Romano • parut ditaburkan di atas
Petunjuk Penyajian	• Panaskan oven sampai 350°F • Tumis bawang bombay merah dan brokoli dengan mentega di dalam wajan di atas api sedang. Tambahkan peterseli cincang dan kemangi, aduk rata untuk mencampurkannya. Matikan api. • Kocok telur di dalam mangkuk dengan susu, tepung, mustard Dijon, garam dan merica. Tempatkan di dalam basi kecil, yang dilapisi minyak. Berikan di atasnya dengan keju dan panggang selama 15-18 menit sampai matang. • Keluarkan dari oven, potong menjadi irisan-irisan dan sajikan.		

Fakta Kandungan Gizi

Kalori	215	180	153
Lemak	14g	11g	9g
Kabohidrat	8g	8g	8g
Protein	14g	12g	10g

Waktu Persiapan : Menit 30 Porsi : 4

Salad Telur Artichoke

	Tipe Protein	Tipe Campuran	Tipe Karbohidrat
Bahan-bahan	• 4 butir telur, dimasak semi-keras (5 menit) • 14ons (392gr) jantung artichoke, dikeringkan dan dipotong menjadi empat • 1 daun bawang atau bawang hijau sedang, bagian putih dicincang • 1 sdt caper, tiriskan jika diinginkan		
	• 2 filet ikan teri atau pasta ikan teri dicincang, jika diinginkan • 1/3 cup (77g) mayones dasar atau Remoulade Dijon	• 1 filet ikan teri atau pasta ikan teri dicincang • 1/3 cup (77g) mayones dasar atau Remoulade Dijon	• 3 sdm mayones atau setengah mayones dasar dan yoghurt setengah rendah lemak
Petunjuk Penyajian	• Kupas dan potong telur dalam mangkuk. Tambahkan jantung artichoke, bawang hijau dan mayones dasar atau Remoulade Dijon dan aduk untuk membaurkannya. • Letakkan di bagian atasnya dengan ikan asin cincang atau perciki dengan pasta ikan teri dan 1 sdt caper, opsional. Sajikan segera jika bahan sudah dingin atau • Dinginkan di lemari es selama 10-15 menit		

Fakta Kandungan Gizi

Kalori	118	114	100
Lemak	6g	6g	4g
Kabohidrat	5g	5g	7g
Protein	10g	9g	8g
Waktu Persiapan : 10 Menit Porsi : 4			

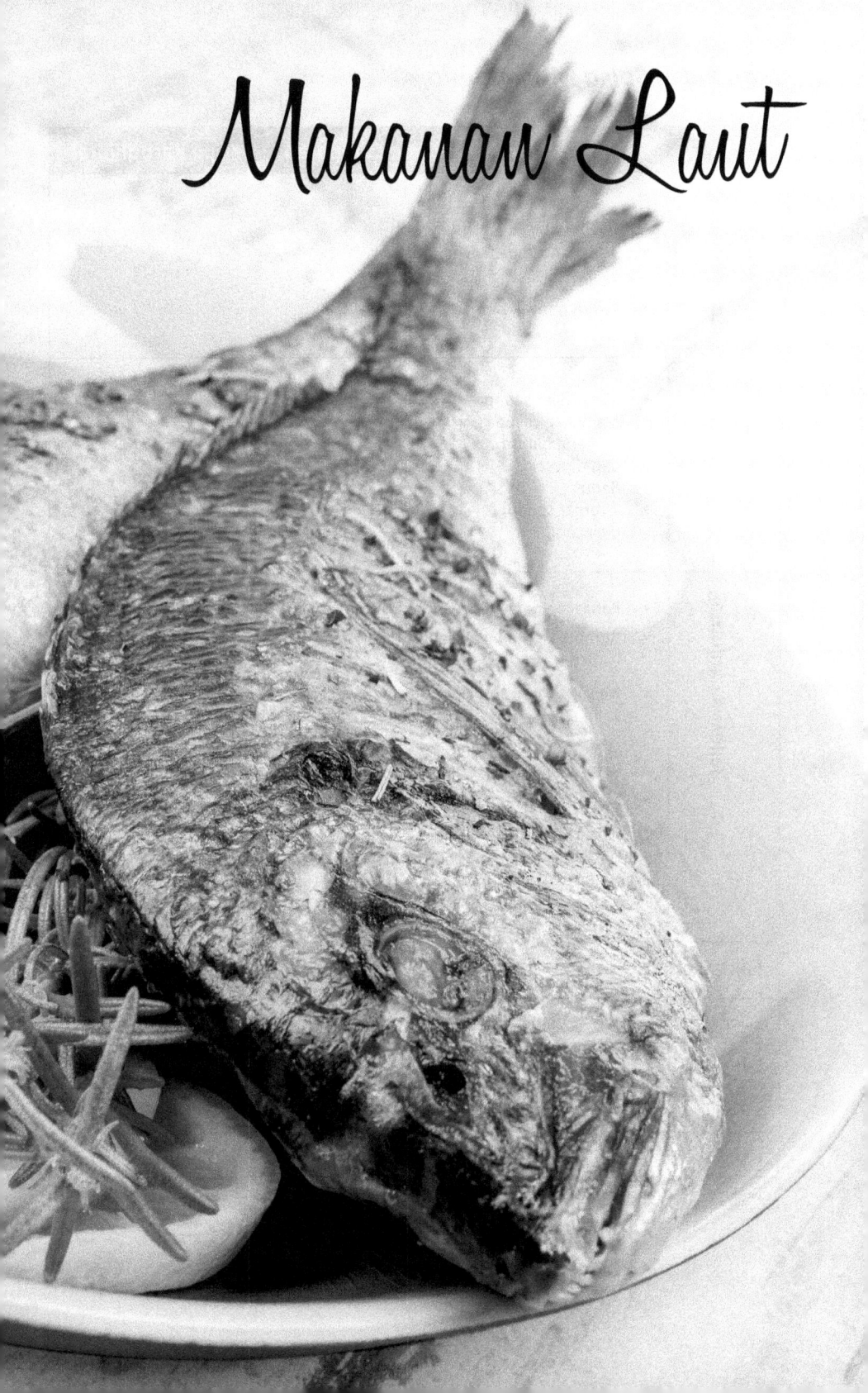

Makanan Laut

Ikan Putih Salsa Macadamia

	Tipe Protein	Tipe Campuran	Tipe Karbohidrat
Bahan-bahan	• ¼ cup (34g) kacang macadamia, dibelah dua • 3 sdm ketumbar segar, dicacah • 3 sdm peterseli segar, dicacah • 1 sdm minyak zaitun ekstra virgin		
	• 454gr fillet salmon • 1 alpukat, dikupas, dibuang bijinya dan dipotong dadu • 1 tomat sedang, dicincang	• 454gr fillet ikan daging putih • 1 alpukat, dikupas, dibuang bijinya dan dipotong dadu • 1 tomat sedang, dicincang	• 454gr fillet ikan daging putih • 1/5 alpukat, dikupas, dibuang bijinya dan dipotong dadu • 2 tomat sedang, dicincang
Petunjuk Penyajian	• Panaskan panggangan dengan api sedang. • Bumbui ikan dengan sedikit garam laut (jika diinginkan) dan hitam lada yang baru digiling. • Masak ikan di atas panggangan selama sekitar 3-4 menit (balikkan satu kali), atau sampai dapat dicuil dengan mudah dengan garpu. • Untuk membuat salsa, masukkan macadamias, tomat, alpukat, ketumbar, dan peterseli bersama-sama ke dalam mangkuk sedang. • Tambahkan minyak zaitun untuk melapisinya. • Sajikan salsa di sisi ikan. • CATATAN: ikan dapat dimasak di panci panggangan dengan panas tinggi selama 4-6 menit (balikkan satu kali) sebagai pengganti dari memanggang.		

Fakta Kandungan Gizi

Kalori	513	506	501
Lemak	33,6g	28,1g	25,2g
Kabohidrat	12g	10g	7,9g
Protein	45,2g	45g	41,7g
Waktu Persiapan : 15 Menit Porsi : 2			

Salmon Saus Santan

	Tipe Protein	Tipe Campuran	Tipe Karbohidrat
Bahan-bahan	• ¼ sdt garam laut (opsional) • ¼ sdt lada hitam • 1 bawang merah besar, potong dadu • 3 siung bawang putih, cincang • Zest/parutan kulit dari satu lemon • Air dari satu lemon • ½ cup santan kelapa • 2 sdm basil segar, cincang		
	• 3 sdt minyak kelapa • 454gr fillet salmon	• 2 sdt minyak kelapa • 454gr fillet salmon	• 1 sdt minyak kelapa • 227gr fillet salmon
Petunjuk Penyajian	• Panaskan oven sampai 350°F • Tempatkan salmon di atas loyang dangkal dan taburi kedua sisi dengan garam laut dan lada hitam yang baru digiling. • Panaskan wajan tumis medium di atas api sedang. Ketika wajan panas, tambahkan minyak kelapa, bawang putih dan bawang merah. Tumis bawang putih dan bawang merah sampai lembut, sekitar 3-5 menit. • Tambahkan kulit lemon/zest, air lemon, dan santan, dan didihkan ringan. • Kecilkan api dan tambahkan kemangi. • Tuang di atas salmon dan panggan tanpa ditutup selama sekitar 10-20 menit, atau sampai salmon telah mencapai kematangan yang diinginkan.		

Fakta Kandungan Gizi

Kalori	118	114	100
Lemak	12g	8g	4g
Kabohidrat	5g	5g	7g
Protein	10g	10g	5g

Waktu Persiapan : 40 Menit   Porsi : 2

Kabayaki Salmon/Halibut

	Tipe Protein	Tipe Campuran	Tipe Karbohidrat
Bahan-bahan	• ¼ cup (60ml) cuka plum ume • ¼ cup (85ml) nektar agave atau madu		
	• 2 sdm minyak zaitun ekstra virgin • 454gr salmon, dipotong menjadi 4 fillet	• 2 sdm minyak zaitun ekstra virgin • 454gr salmon, dipotong menjadi 4 fillet	• 1 sdm minyak zaitun ekstra virgin • 454gr ikan halibut, dipotong menjadi 4 fillet
Petunjuk Penyajian	• Di dalam panci kecil di atas api sedang, aduk bersama-sama cuka plum ume dan agave • Ketika saus Kabayaki mulai bergelembung, turunkan panas dan didihkan selama 4-5 menit sampai cukup tebal untuk melapisi bagian belakang sendok • Tempatkan minyak di dalam wajan besar dengan di atas api tinggi • Tempatkan ikan ke dalam wajan, jangan biarkan fillet menyentuh satu sama lain • Goreng selama 2 menit sampai bagian bawah berwarna kecokelatan • Oleskan saus Kabayaki pada fillet • Balik salmon ke atas dan oleskan atas sisi lainnya, kemudian goreng untuk satu atau 2 menit lagi hingga ikan dapat dicuil dengan mudah dan matang		

Fakta Kandungan Gizi

Kalori	233	233	214
Lemak	17g	17g	13g
Kabohidrat	21g	21g	18.5g
Protein	22g	22g	21g
Waktu Persiapan : 15 Menit Porsi : 2			

Salmon Asap, Telur, dan Asparagus Gulung

	Tipe Protein	Tipe Campuran	Tipe Karbohidrat
Bahan-bahan	• 12 batang asparagus • 12 butir telur		
	• 224g salmon asap • ½ bawangbombay merah, diiris tipis	• 168g salmon atau tuna asap • ½ bawangbombay merah, diiris tipis	• 112g tuna asap • 1 bawangbombay merah, diiris tipis
Petunjuk Penyajian	• Potong atau hilangkan bagian bawah 5-10cm batang asparagus. Di dalam air mendidih atau di dalam microwave, masak asparagus 3-5 menit sampai lembut tapi masih cukup keras. • Kocok telur. Panaskan wajan 25cm atau yang lebih kecil dengan sedikit minyak atau mentega di dalamnya dan tuangkan 2-3 sendok makan telur di dalamnya, putar-putarkan wajan untuk meratakan telur menjadi lapisan yang sangat tipis. • Biarkan telur masak sekitar 1 menit sampai keras, lalu geser keluar dari panci. • Ulangi sampai telur habis. • Baringkan "krep" telur pada permukaan yang datar. • Pada salah satu ujung krep, lapisi salmon atau tuna dengan asparagus dan irisan bawang. • Gulung krep. • Ulangi dengan sisa krep dan tombak asparagus.		

Fakta Kandungan Gizi

Kalori	334	334	307
Lemak	21g	21g	15g
Kabohidrat	5g	5g	4,2g
Protein	30g	30g	28g
Waktu Persiapan : 15 Menit Porsi : 4			

Udang Bumbu Kari

	Tipe Protein	Tipe Campuran	Tipe Karbohidrat
Bahan-bahan	• 4 siung bawang putih • 2 sdt jahe segar, cincang • ½ sdt jinten • ½ sdt ketumbar • ½ sdt kunyit • 1 ikat daun ketumbar segar, cincang halus • 3 sdm air jeruk nipis, perasan		
	• 454gr udang besar, dikupas • 4 sdm minyak zaitun ekstra virgin • ½ bawang bombay sedang, dicincang • ½ cup (113g) tomat, dihaluskan/bubur	• 454gr udang besar, • Dikupas atau potongan kecil light fish • 2 sdm minyak zaitun ekstra virgin • 1 bawang bombay sedang, dicincang • 1 cup (225g) tomat, dihaluskan/bubur	• 454gr fillet light fish dalam potongan kecil • 2 sdm minyak zaitun ekstra virgin • 2 bawang bombay sedang, dicincang • 1 cup (225g) tomat, dihaluskan/bubur
Petunjuk Penyajian	• Di dalam panci besar, panaskan minyak • Tumis bawang putih dan bawang bombay di atas api kecil sampai lunak, sekitar 10-15 menit • Tambahkan tomat, jahe, jinten, ketumbar dan kunyit; didihkan selama 5 menit • Tempatkan udang di dalam saus mendidih dan masak selama 10 menit sampai matang • Aduk dengan daun ketumbar segar • Angkat dari api, tambahkan air jeruk nipis		

Fakta Kandungan Gizi

Kalori	276	259	242
Lemak	14g	12g	11g
Kabohidrat	12g	13g	14g
Protein	25g	25g	24g

Waktu Persiapan : 30 Menit   Porsi : 4-6

Alpukat Tropis dan Udang

	Tipe Protein	Tipe Campuran	Tipe Karbohidrat
Bahan-bahan	• ½ mangga matang, dikupas dan dipotong kotak-kotak • ¼ cup air jeruk nipis segar (sekitar 2 jeruk nipis) • ¼ cup (55ml) ditambah 1 sdm minyak zaitun ekstra virgin • ¼ sdt garam laut • 1 sdt jinten • 6 lobak, diiris tipis • ¼ cup (13g) ketumbar dicincang halus		
	• 454gr udang mentah, dikupas dan diambil isi perutnya • ½ paprika jalapeño, dibuang biji dan selaputnya • 2 alpukat, dipotong kecil • ½ bawang bombay merah, diiris tipis	• 454gr udang mentah, dikupas dan diambil isi perutnya atau potongan kecil light fish • 1 paprika jalapeño, dibuang biji dan selaputnya • 2 alpukat, dipotong kecil • ½ bawang bombay merah, diiris tipis	• 454gr potongan kecil light fish • 1 paprika jalapeño, dibuang biji dan selaputnya • 1 alpukat, dipotong kecil • 1 cup asparagus yang baru dikukus • 1 bawang bombay merah, diiris tipis
Petunjuk Penyajian	• Di dalam food processor atau blender, haluskan mangga, jalapeno, air jeruk nipis, minyak zaitun dan garam. Sisihkan di dalam kulkas. • Taburi daging dengan jinten, kemudian tumis, panggang atau bakar selama sekitar 5 menit sampai matang. • Di dalam mangkuk besar, campurkan daging, alpukat, lobak, bawang bombay merah dan ketumbar. • Aduk dengan saus dan sajikan dingin atau pada suhu kamar		

Fakta Kandungan Gizi

Kalori	376	372	354
Lemak	21g	20.1g	17.5g
Kabohidrat	18g	18g	16g
Protein	32g	32g	30.4g

Waktu Persiapan : 25 Menit   Porsi : 4

Halibut Saus Mentega

	Tipe Protein	Tipe Campuran	Tipe Karbohidrat
Bahan-bahan	• 1 bawang merah, cincang halus • ½ cup dry white wine/anggur putih kering • ½ cup (120ml) kaldu sayuran atau ayam • 1 jeruk lemon		
	• 454gr ikan salmon, tebal sekitar 2,5cm • 6 sdm mentega • 1 sdm peterseli dicincang halus	• 454gr ikan halibut, tebal sekitar 2,5cm • 5 sdm mentega • 1 sdm peterseli dicincang halus	• 454gr ikan halibut, tebal sekitar 2,5cm • 3 sdm mentega • 2 sdm peterseli dicincang halus
Petunjuk Penyajian	• Tepuk-tepuk ikan halibut supaya kering dan bumbui dengan sedikit garam dan merica. Panaskan 1 sendok makan mentega di dalam wajan di atas api sedang dan tambahkan ikan halibut. • Setelah sekitar 2 menit mentega akan mulai mencokelatkan; tambahkan lagi sesendok makan mentega lagi dan bawang merah. • Tambahkan anggur dan naikkan panas sedikit, didihkan cepat selama tiga menit. • Tambahkan kaldu ayam dan terus didihkan selama 4-5 menit lagi, sendok beberapa kaldu di atas ikan. • Kecilkan api sampai rendah sedang dan aduk peterseli. Tambahkan sisa mentega dalam potongan kecil. • Pasang tutup pada wajan dan didihkan selama 3-6 menit sampai ikan halibut matang dan dapat mengelupas dengan mudah. • Sajikan dengan irisan lemon.		

Fakta Kandungan Gizi

Kalori	682	682	537
Lemak	41g	41g	32.8g
Kabohidrat	3g	3g	2.1g
Protein	62g	62g	57.92g
Waktu Persiapan : 20 Menit Porsi : 2			

Halibut kulit Chorizo Almond

	Tipe Protein	Tipe Campuran	Tipe Karbohidrat
Bahan-bahan	• ½ cangkir (56gr) chorizo Spanyol dicincang kasar (salami asap, bukan sosis mentah) • ¼ cup (145g) almond tanpa kulit		
	• 2 fillet salmon berkulit, sekitar 227gr masing-masing • 1 sdm peterseli cincang kasar	• 2 fillet salmon berkulit (atau ikan putih lainnya), sekitar 227gr masing-masing • 1 sdm peterseli cincang kasar	• 2 fillet salmon berkulit (atau ikan putih lainnya), sekitar 227gr masing-masing • 2 sdm peterseli cincang kasar
Petunjuk Penyajian	• Panaskan oven sampai 400 ° F. • Di dalam blender, haluskan chorizo, almond dan peterseli sampai almond menjadi potongan-potongan kecil. • Kucurkan/perciki beberapa sendok makan minyak zaitun di bagian bawah panci dan letakkan ikan di atasnya • Sendok campuran chorizo di atas ikan, tepuk-tepuk ke bawah sehingga lengket sebanyak mungkin dan sisi-sisinya yang sebagian ditutup. • Panggang di dalam oven selama 12 menit, atau sampai ikan mudah dikelupas dengan garpu. • Untuk menyelesaikannya, naikkan panas oven pemanggang dan panggang selama 2-4 menit sampai kacang agak kecokelatan.		

Fakta Kandungan Gizi

Kalori	582	582	583
Lemak	29g	29g	28.4g
Kabohidrat	4g	4g	4.1g
Protein	73g	73g	74.2g

Waktu Persiapan : 25 Menit   Porsi : 2

Sarden Panggang Saus Tarragon

	Tipe Protein	Tipe Campuran	Tipe Karbohidrat
Bahan-bahan	• ½ cup (68g) kacang pinus • 1 bawang merah, cincang halus • 1 sdm kulit lemon/zest • Air dari 1 lemon (ditambah lagi lemon untuk hiasan) • 1 sdm capers • 1 sdt tarragon, cincang halus, atau lebih secukupnya • 1 ikat selada air, Mache atau sayuran lainnya		
	• 454gr ikan salmon, tebal sekitar 1 inci • 6 sdm mentega • 1 sdm peterseli cincang halus	• 2 sdm mentega organik • 12 ikan sarden segar, dikeluarkan isi perutnya dan dikelupas sisiknya	Tidak cocok untuk jenis karbohidrat
Petunjuk Penyajian	• Panaskan panggangan sampai panas tinggi. • Di dalam w jandi atas api sedang, sedikit panggang kacang pinus. Berhati-hatilah kacang pinus bisa terbakar dengan cepat! • Angkat kacang dari kompor dan masukkan ke dalam mangkuk. • Di dalam wajan yang sama, cairkan mentega dan tumis bawang merah sampai layu. • Tambahkan bawang merah ke kacang pinus. Campur dalam kulit lemon, air lemon, caper dan tarragon. • Aduk setengah dari saus dengan sayuran. • Olesi sarden dengan minyak zaitun atau mentega dan sedikit garam dan merica. • Panggang sarden sampai sedikit hangus, sekitar 2 menit di setiap sisi. • Letakkan sarden di atas sayuran. Berikan di atasnya dengan sisa saus dan sajikan dengan potongan lemon.		

Fakta Kandungan Gizi

Kalori	179	179	NA
Lemak	9g	9g	NA
Kabohidrat	0g	0g	NA
Protein	20g	20g	NA
Waktu Persiapan : 20 Menit Porsi : 2			

Tacos Ikan Saus Jeruk

	Tipe Protein	Tipe Campuran	Tipe Karbohidrat
Bahan-bahan	<ul><li>2 sdm bumbu lemon merica/lemon pepper</li><li>Minyak zaitun ekstra virgin untuk percikannya</li><li>Daun selada untuk membungkus ikan, dan/atau diiris tipis kubis untuk disajikan disisinya</li><li>Irisan alpukat sebagai hiasan (opsional)</li><li>3 jeruk nipis besar atau 4 buah yang kecil (untuk diambil zest/kulit dan airnya)</li><li>2 siung bawang putih, cincang halus</li></ul>		
	<ul><li>907gr ikan salmon</li><li>½ bawang bombay putih atau merah, diiris tipis</li><li>1 cup (231g) mayones</li></ul>	<ul><li>907gr ikan (kod, Mahi-Mahi dan Halibut semuanya baik)</li><li>1 bawang bombay putih atau merah, diiris tipis</li><li>1 cup (231g) mayones</li></ul>	<ul><li>907gr ikan (kod, Mahi-Mahi dan Halibut semuanya baik)</li><li>1 bawang bombay putih atau merah, diiris tipis</li><li>1/2 cup (116g) mayones</li></ul>
Petunjuk Penyajian	<ul><li>Bumbui ikan dengan lemon lada dan perciki minyak zaitun di atasnya.</li><li>Ikan dapat digoreng, dikukus atau dipanggang, dan hanya akan memakan waktu sekitar 4 menit per sisi untuk memasaknya.</li><li>Sementara ikan dimasak, gunakan parutan untuk memarut kulit hijau dari jeruk nipis dan membuat zest/parutan kulit jeruk. Potong jeruk nipis yang sudah tanpa kulit tersebut dan peras airnya.</li><li>Aduk bersama mayones, bawang putih dan serbuk zest/kulit jeruk</li><li>Perlahan-lahan tambahkan air jeruk nipis hingga rasa dan konsistensi saus sesuai dengan selera Anda</li></ul>		

Fakta Kandungan Gizi

Kalori	691	694	621
Lemak	55.6g	56.2g	47.3g
Kabohidrat	11g	11.45g	10.3g
Protein	43g	43g	42.1g

Waktu Persiapan : 20 Menit   Porsi : 4

Filet Plaice Kulit Almond

	Tipe Protein	Tipe Campuran	Tipe Karbohidrat
Bahan-bahan	• 454gr fillet ikan plaice (ikan sole atau flounder juga dapat digantikan) • 1 cup (96g) tepung almond • Garam laut (opsional) • Lada hitam yang baru digiling • 1 butir telur, dikocok		
	• Tidak cocok untuk jenis protein	• 1 sdm minyak kelapa	• ½ sdm minyak kelapa
Petunjuk Penyajian	• Bilas fillet ikan plaice dan keringkan dengan handuk kertas. • Bumbui tepung almond dengan garam laut (opsional) dan hitam lada yang baru digiling; aduk rata. • Celupkan setiap fillet ke dalam telur dan kemudian di dalam campuran tepung almond. Lapisi setiap fillet sepenuhnya. • Sementara itu, panaskan wajan sedang di atas api tinggi sedang. Tambahkan minyak kelapa saat panci mulai panas. • Goreng fillet dengan minyak kelapa selama 2-3 menit setiap sisinya, atau sampai ikan dapat dengan mudah dikelupas dengan garpu		

Fakta Kandungan Gizi

Kalori	NA	232.2	224
Lemak	NA	8.9g	7.6g
Kabohidrat	NA	14.7g	13.3g
Protein	NA	25.7g	23.7g

Waktu Persiapan : 15 Menit   Porsi : 2

Salmon Kulit Almond

	Tipe Protein	Tipe Campuran	Tipe Karbohidrat
Bahan-bahan	• 340gr fillet ikan salmon, berkulit • ½ cup (48g) tepung almond • ½ sdt ketumbar bubuk • ½ sdt jinten bubuk • Air dari 1 jeruk lemon • Garam laut dan lada hitam yang baru digiling • Beberapa tangkai daun ketumbar segar		
	• 2 sdm minyak kelapa	• 1 sdm minyak kelapa	Tidak cocok untuk jenis karbohidrat
Petunjuk Penyajian	• Panaskan oven sampai 350 ° F. • Campur tepung almond, daun ketumbar dan jintan di dalam mangkuk kecil. • Taburi fillet ikan salmon dengan air lemon dan bumbui dengan garam dan lada. • Lapisi setiap fillet dengan campuran tepung almond (kedua sisi). • Letakkan bagian sisi kulit di bagian bawah di panci broiler, sedikit olesi dengan minyak kelapa. • Panggang selama 12-15 menit, atau sampai ikan salmon mudah dikelupas dengan garpu. • Letakkan di bagian atasnya dengan daun ketumbar segar cincang sebelum disajikan.		

Fakta Kandungan Gizi

Kalori	320	220	NA
Lemak	12g	6g	NA
Kabohidrat	8g	8g	NA
Protein	35g	35g	NA
Waktu Persiapan : 25 Menit Porsi : 2			

Sea Bass Panggang Caper Lemon

	Tipe Protein	Tipe Campuran	Tipe Karbohidrat
Bahan-bahan	• 1 buah jeruk lemon • 2 sdm caper, dibilas • 2 tangkai dill segar (kering dapat digunakan jika dill segar tidak tersedia) • Garam laut dan lada hitam yang baru digiling		
	• 454gr fillet ikan salmon	• 454gr fillet ikan sea bass (atau ikan putih apapun yang tersedia)	• 454gr fillet ikan sea bass (atau ikan putih apapun yang tersedia)
Petunjuk Penyajian	• Panaskan oven sampai 350°F • Tempatkan fillet pada panci broiler. • Iris irisan lemon (irisan 0,3cm). • Taburi ikan dengan garam laut dan lada hitam bubuk. • Berikan di bagian atasnya dengan caper dan tangkai dill. Tutup dengan irisan lemon segar. • Panggang selama 10-15 menit, sampai ikan dapat dengan mudah dicuil dengan garpu.		

Fakta Kandungan Gizi

Kalori	350	243	243
Lemak	12g	5g	5g
Kabohidrat	12g	12g	12g
Protein	48g	41g	41g

Waktu Persiapan : 25 Menit   Porsi : 2

Salmon Jeruk Limau Chipotle

	Tipe Protein	Tipe Campuran	Tipe Karbohidrat
Bahan-bahan	• 2-3 jeruk nipis (1 per fillet salmon), dipotong setengah • ¼ sdt garam laut (opsional) • ½ sdt chipotle bubuk		
	• 454gr fillet ikan salmon, tanpa kulit • 2 sdm minyak zaitun , minyak kelapa	• 454gr fillet ikan salmon, tanpa kulit • 2 sdm minyak zaitun , minyak kelapa	• 454gr fillet ikan salmon, tanpa kulit • 1 sdm minyak zaitun , minyak kelapa
Petunjuk Penyajian	• Panaskan oven sampai 350°F. • Bilas ikan salmon, keringkan, dan tempatkan di atas loyang logam. • Olesi setiap fillet dengan minyak zaitun atau lemak pilihan, dan peras air dari setengah jeruk nipis di atas setiap fillet. • Taburi fillet dengan garam laut (jika diinginkan) dan chipotle, kemudian letakkan setengah jeruk nipis di atas masing-masing fillet. • Masak ikan salmon selama 12-15 menit, atau sampai ikan mudah dicuil dengan garpu.		

Fakta Kandungan Gizi

Kalori	173	173	158
Lemak	7g	7g	6.1g
Kabohidrat	4g	4g	3.78g
Protein	23g	23g	20g
Waktu Persiapan : 20 Menit Porsi : 2			

Tartare Ikan Mentah

	Tipe Protein	Tipe Campuran	Tipe Karbohidrat
Bahan-bahan	• 3 sdm minyak zaitun ekstra virgin • ¼ sdt bubuk wasabi • 1/8 sendok teh lada hitam yang dihancurkan		
	• 454gr ikan salmon grade sashimi, dipotong dadu • 3 sdm minyak zaitun ekstra virgin • 2 sdm biji wijen	• 454gr ikan tuna grade sashimi, dipotong dadu • 3 sdm minyak zaitun ekstra virgin • 1 sdm biji wijen	• 454gr ikan tuna grade sashimi, dipotong dadu • 1½ sdm minyak zaitun ekstra virgin • 1 sdm biji wijen
Petunjuk Penyajian	• Di dalam mangkuk, aduk bersama minyak zaitun, bubuk wasabi, biji wijen, dan lada hitam. • Aduk ikan mentah ke dalam campuran sampai terlapisi dengan rata. • Sesuaikan bumbu seperti yang diinginkan dengan bubuk wasabi tambahan atau hitam lada.		

Fakta Kandungan Gizi

Kalori	147	138.6	128
Lemak	14g	12g	10g
Kabohidrat	3g	3g	3g
Protein	8g	9g	9g

Waktu Persiapan : 5 Menit   Porsi : 4

Ceviche Ikan Mentah

	Tipe Protein	Tipe Campuran	Tipe Karbohidrat
Bahan-bahan	• 1/3 cup (50g) bawang bombay merah, potong dadu • 1 cup air jeruk nipis segar • 2 sdm cabai Serrano dibuang bijinya, cincang halus atau 1 cabai, dihancurkan • 2 sdt garam laut • 2 cup (50g)potongan cilantro atau peterseli		
	• 454gr ikan salmon sashimi grade • ½ cup (112g) tomat cincang • ½ cup (112g) seledri cincang halus	• 454gr ikan salmon atau tuna sashimi grade • 1 cup (225g) tomat cincang	• 454gr ikan tuna sashimi grade • 1 cup (225g) tomat cincang
Petunjuk Penyajian	• Kuliti ikan dan potong menjadi potongan 60-12mm. Campurkan salmon/nila, cincang bawang bombay merah, air jeruk nipis, merica dan garam. Rendam selama beberapa jam atau lebih baik lagi jika semalam. • 10-15 menit sebelum disajikan, tambahkan tomat cincang dan daun ketumbar dan/atau daun peterseli dan aduk untuk mencampurkannya. Sajikan disertai dengan selada mentega atau salad hijau berdaun lainnya		

Fakta Kandungan Gizi

Kalori	238	205	197
Lemak	10g	7g	12g
Kabohidrat	11g	10g	10g
Protein	26g	26g	14g

Waktu Persiapan : 10 Menit   Porsi : 4

Makanan Ringan

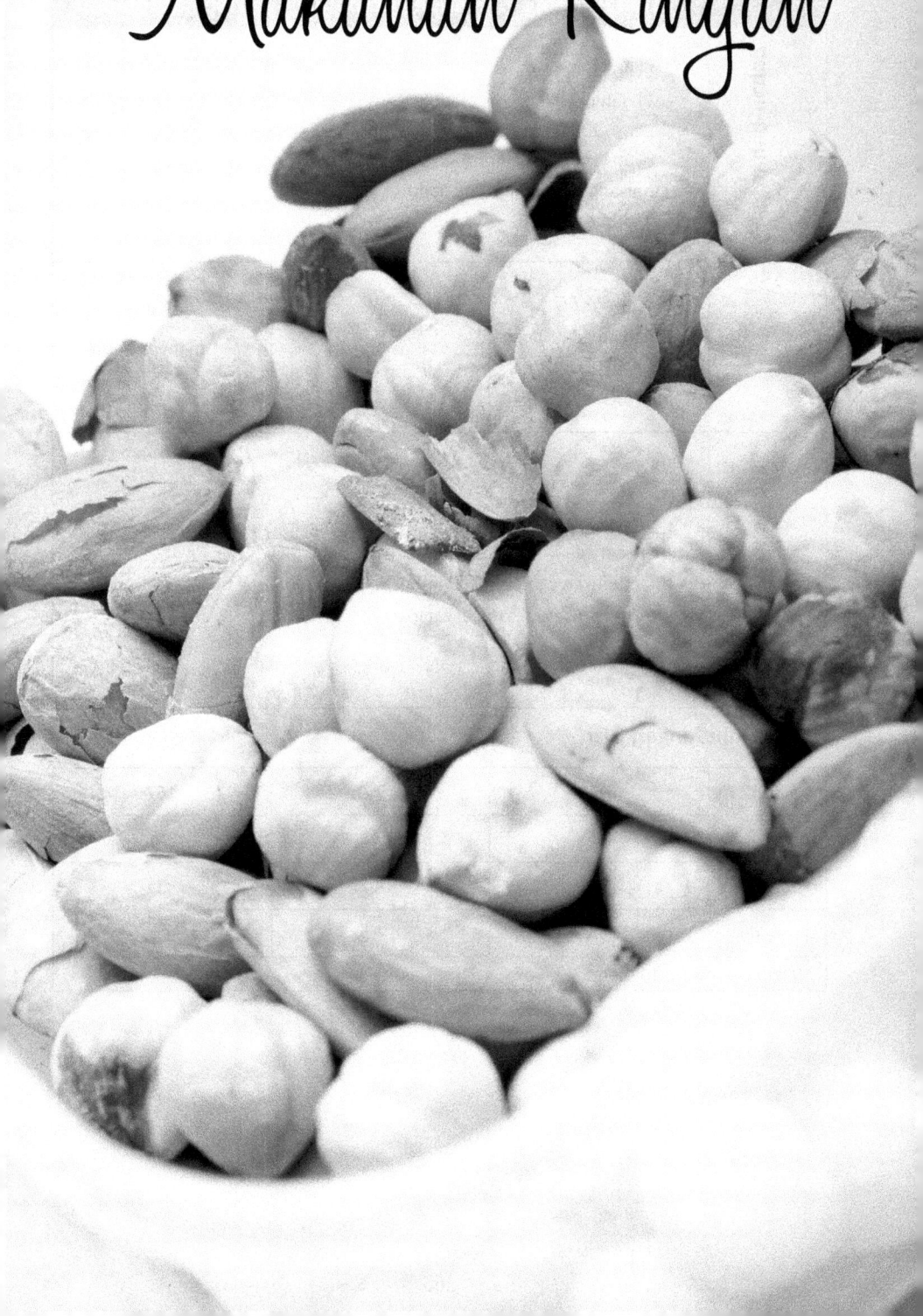

Parfait Kefir

	Tipe Protein	Tipe Campuran	Tipe Karbohidrat
Bahan-bahan	• 2 cup (480g) kefir • 2 buah persik (potong dadu) • 1 cup (200g) stroberi (potong dadu) • 1 cup (140gr) blueberry • 2 pisang sedang (potong dadu) • 4 sdt madu		
	Camilan ini tidak ideal untuk jenis anda.	• 5 buah anggur tanpa biji, dipotong setengah	• 1 mangga besar
Petunjuk Penyajian	• Letakkan 3 atau 4 sdm kefir ke dalam cangkir. Tambahkan beberapa tetes madu untuk kefir tersebut. • Tambahkan campuran buah-buahan yang dipotong dadu. • Ulangi proses ini sampai cangkir terisi penuh.		

Fakta Kandungan Gizi

Kalori	NA	172	167
Lemak	NA	2.4g	2g
Kabohidrat	NA	38g	33g
Protein	NA	4.8g	4g
Waktu persiapan: 10 menit Porsi: 4			

Kacang Bumbu Rempah

	Tipe Protein	Tipe Campuran	Tipe Karbohidrat
Bahan-bahan	• 1 cup (120g) hazelnut • 1 cup (125g) kenari • ¼ sdt garam laut • ¼ sdt kayu manis • ¼ sdt pala, zest dari 1 jeruk		
	• 1 sdm mentega organik	• 1 sdm mentega organik	• ½ sdm mentega organik
Petunjuk Penyajian	• Panaskan oven sampai 375 ° F. • Tempatkan kacang dalam satu lapisan di atas loyang berbingkai. Panggang selama 10 menit. • Ketika kacang selesai, cairkan mentega di dalam panci di atas api sedang. Ketika mulai coklat, tambahkan garam, kayu manis, pala dan kulit jeruk. • Tambahkan kacang ke dalam panci dan aduk rata. • Sajikan segera atau simpan dalam wadah kedap udara sampai seminggu.		

Fakta Kandungan Gizi

Kalori	187	187	171.4
Lemak	13.4g	13.4g	11.8g
Kabohidrat	7.2g	7.2g	6.7g
Protein	8.5g	8.5g	7,2g
Waktu persiapan: 20 menit Porsi: 2			

Belgian Endive Dengan Madu dan Walnut

	Tipe Protein	Tipe Campuran	Tipe Karbohidrat
Bahan-bahan	• 4-6 endives Belgia • 1 cup (125g) kenari • 1 sdm madu • 1 sdm daun thyme segar • Garam laut secukupnya		
	• 4 sdm mentega organik	• 3 sdm mentega organik	• 2 sdm mentega organik
Petunjuk Penyajian	• Ambil lapisan pertama daun endive dan buang. Potong endive memanjang menjadi empat, buang sebanyak mungkin bagian dalamnya yang pahit (tanpa melepaskan daun). • Dalam panci besar, cairkan 2 sendok makan mentega di atas api sedang dan baringkan endive dalam satu lapisan. • Taburkan kenari di atasnya. Tutup panci dengan tutup dan masak selama lima • menit. • Sementara endive sedang dimasak, cairkan mentega yang tersisa dengan madu dan daun thyme, baik di microwave atau di atas kompor. • Balikkan endive dan perciki dengan campuran mentega dan madu di atasnya. • Tutup lagi selama lima menit. Buka tutupnya dan tumis 3-5 menit lagi sehingga endive menjadi sedikit kecoklatan dan berkaramel. • Taburi dengan garam laut dan sajikan.		

Fakta Kandungan Gizi

Kalori	165	159	154
Lemak	6g	5g	4g
Kabohidrat	17g	17g	15.4g
Protein	12g	12g	10.5g

Waktu persiapan: 25 menit　　　Porsi: 4

Wortel Panggang Jinten

	Tipe Protein	Tipe Campuran	Tipe Karbohidrat
Bahan-bahan	• ½ sdm bubuk jintan • ¼ sdt bubuk kayu manis • ¼ sdt garam laut • ¼ sdt merica hitam • ½ lemon segar (opsional) • Beberapa daun peterseli segar dan mint, cincang, untuk hiasan (opsional)		
	• 1 ½ sdm minyak kelapa • 454gr wortel segar (sekitar 10)	• 1 sdm minyak kelapa • 454gr wortel segar (sekitar 10)	• ¾ sdm minyak kelapa • 227gr wortel segar (sekitar 5)
Petunjuk Penyajian	• Panaskan oven sampai 400° F. Alasi loyang besar dengan kertas perkamen. Cuci dan kupas wortel, kemudian dipotong memanjang menjadi irisan yang tipis, sekitar 6mm lebarnya. Letakkan mereka ke dalam mangkuk besar. • Dengan garpu, campur jintan, kayu manis, garam, dan merica di mangkuk tahan panas microwave yang kecil. Tambahkan minyak kelapa dan panaskan di dalam microwave sampai meleleh, sekitar 15-20 detik. • Tuangkan minyak kelapa di atas wortel dan aduk dengan dua sendok kayu sampai wortel terlapisi secara merata. Lakukan uji rasa dan sesuaikan bumbunya. • Sebarkan wortel dalam satu lapisan di atas loyang dan panggang selama 15-20 menit, sampai lembut dan sedikit kecoklatan. • Angkat dari oven dan peraslah air lemon segar di atasnya. Taburi dengan bumbu cincang.		

Fakta Kandungan Gizi

Kalori	94	94	87
Lemak	5g	5g	3.7g
Kabohidrat	12g	12g	11.5g
Protein	1g	1g	0.8g

Waktu persiapan: 25 menit   Porsi: 2-4

Chip Nori Wijen Bawang Putih

	Tipe Protein	Tipe Campuran	Tipe Karbohidrat
Bahan-bahan	• 12 lembar nori • air • 3 siung bawang putih, cincang (sekitar 1 sdm) • Sejumput cabe rawit bubuk • Garam laut secukupnya • ½ sdm biji wijen		
	• 1 sdm minyak wijen	• 1 sdm minyak wijen	• ½ sdm minyak wijen
Petunjuk Penyajian	• Panaskan oven sampai 275° F. Tutup dua loyang besar dengan kertas perkamen atau aluminium foil. • Tempatkan 6 lembar nori, mengkilapkan sisi atas, di atas lembar pemanggangan. Dengan sikat kue, sikat ringan sisi mengkilap dari nori dengan air, pastikan untuk mencapai tepinya, kemudian hati-hati menyelaraskan selembar nori lainnya di atasnya dan tekan mereka bersama-sama. Ulangi dengan lembar yang tersisa sampai mereka semua tersusun rapi. • Menggunakan gunting dapur atau pisau tajam, potong nori menjadi strip 2,5cm, kemudian potong strip setengah melintang. Anda harus berakhir dengan sekitar 42 chip. Atur chip dalam satu lapisan pada loyang. • Di dalam mangkuk kecil, campurkan minyak wijen, bawang putih, dan cabai. Gunakan sikat kue untuk melapisi bagian atas chip, lalu taburi dengan garam sesuai dengan keinginan anda. Gunakan jari anda untuk menaburi biji wijen di bagian atas chip. • Tempatkan di rak tengah oven dan panggang selama 15-20 menit. Mereka akan menjadi renyah dan berubah menjadi berwarna hijau gelap dan mengkilap. Keluarkan dari oven, cicipi dan taburi dengan garam jika anda suka, dan biarkan mereka dingin sebelum dimakan agar renyah secara maksimal.		

Fakta Kandungan Gizi

Kalori	97	97	83
Lemak	9.4g	9.4g	7.1g
Kabohidrat	12g	12g	8g
Protein	10.2g	10.2g	9.1g

Waktu persiapan: 25 menit   Porsi: 5

Berry dan Santan Kocok

	Tipe Protein	Tipe Campuran	Tipe Karbohidrat
Bahan-bahan	<ul><li>1 kaleng (14,5 ons) santan kelapa</li><li>2 cup berry segar: stroberi, raspberry, dan / atau blueberry</li><li>1 sdt almond murni atau ekstrak vanili</li><li>2 sdm irisan almond</li><li>2 sdm karamel Coconut Chips</li></ul>		
Petunjuk Penyajian	<ul><li>Hal ini membutuhkan sedikit pemikiran: Tempatkan santan kelapa kaleng di kulkas, idealnya semalam, tapi 3-4 jam saja tidak masalah.</li><li>Saat anda siap untuk makan, tempatkan kaleng, mangkuk pencampuran logam, dan kocok dengan mixer dan simpan ke dalam freezer selama 15 menit. Sementara santan kelapa tersimpan di freezer, cuci buah dengan lembut dan keringkan dengan handuk kertas.</li><li>Panaskan wajan antilengket di atas api sedang-tinggi. Tambahkan irisan almond dan aduk terus dengan sendok kayu sampai almond berubah coklat keemasan, sekitar 3-5 menit.</li><li>Setelah santan dingin, tuangkan ke dalam mangkuk campuran mixer dan tambahkan ekstrak almond. Kocok dengan kecepatan mixer yang tertinggi sampai santan berbuih dan telah bertekstur krim kocok, sekitar 5-7 menit. Krim yang mengagumkan! "</li><li>Bagilah berries menjadi 4 mangkuk, kemudian bubuhi dengan sesendok krim kocok. Taburi masing-masing mangkuk dengan beberapa almond dan chips kelapa karamel.</li><li>Sisa krim kocok dapat ditutup dan disimpan di kulkas selama sekitar 3 hari.</li></ul>		

Fakta Kandungan Gizi

Kalori	194
Lemak	16g
Kabohidrat	23g
Protein	18,9g
Waktu persiapan: 25 menit Porsi: 4	

Cashew Nut "Hummus"

	Tipe Protein	Tipe Campuran	Tipe Karbohidrat
Bahan-bahan	<ul><li>⅔ cup (100g) kacang mete, dipanggang, tidak asin</li><li>1tbsp minyak zaitun ekstra virgin</li><li>3 siung bawang putih</li><li>3 sdm air jeruk nipis</li><li>Sejumput garam laut dan merica</li></ul>		
Petunjuk Penyajian	<ul><li>Blender semua bahan dalam blender listrik sampai adonan menjadi lembut</li><li>Blender untuk jangka waktu yang lebih singkat agar bertekstur renyah.</li><li>Sajikan.</li></ul>		

Fakta Kandungan Gizi

Kalori	225
Lemak	20.2g
Kabohidrat	8.9g
Protein	5.3g

Waktu persiapan: 15 menit   Porsi: 6-8

Almond Pedas

	Tipe Protein	Tipe Campuran	Tipe Karbohidrat
Bahan-bahan	• 1 cup (145g) almond • 1 sdt bubuk jintan • 1 sdt biji ketumbar tanah • ½ sdt garam laut		
	• 2 sdt biji wijen • 2 butir telur	• 1 sdt biji wijen • 1 butir telur	• ¾ sdt biji wijen • 1 butir telur
Petunjuk Penyajian	• Panaskan oven kipas sampai 350°F • Tempat telur ke dalam mangkuk dan kocok sampai agak berbusa. • Tambahkan almond, jinten, ketumbar, biji wijen dan garam dan campurkan dengan rata. • Oleskan campuran almond ke baki oven yang dialasi kertas roti. • Tempat loyang di dalam oven dan panggang selama 10 menit sampai almond agak kecokelatan dan telur telah terbentuk. • Keluarkan dari oven dan dinginkan. • Untuk menyajikannya, pecahkan campuran panggang menjadi almond yang terpisah-pisahkan.		

Fakta Kandungan Gizi

Kalori	189	171	167
Lemak	15.7g	14.2g	13.5g
Kabohidrat	8.3g	7.1g	6.4g
Protein	7.2g	5.8g	5.3g
Waktu persiapan: 20 menit	Porsi: 2-4		

Snack Bungkul Lezat

	Tipe Protein	Tipe Campuran	Tipe Karbohidrat
Bahan-bahan	• Garam laut dan merica • Bubuk jinten • Bubuk paprika		
	• 1 kepala kembang kol sedang • 4-5 sdm minyak zaitun ekstra virgin	• ½ kepala kembang kol sedang • 4-5 sdm minyak zaitun ekstra virgin	• ½ kepala kembang kol sedang • 3 sdm minyak zaitun ekstra virgin
Petunjuk Penyajian	• Panaskan oven kipas sampai 350°F • Pecah atau potong kembang kol menjadi kuntum beukuran yang berbeda dan tempatkan di atas panci tahan oven. • Tambahkan minyak, jintan, paprika, lada dan sejumput garam. Campurkan dengan baik. • Panggang di dalam oven, aduk setiap 5-10 menit, selama 20-30 menit atau sampai kembang kol matang dan coklat keemasan. • Keluarkan dari oven dan sajikan.		

Fakta Kandungan Gizi

Kalori	89.8	88.67	87.3
Lemak	4.5g	4.3g	4.1g
Kabohidrat	11.5g	11.2g	10.1g
Protein	4.2g	4g	3g

Waktu persiapan: 30 menit   Porsi: 4-6

Bakso Zucchini

	Tipe Protein	Tipe Campuran	Tipe Karbohidrat
Bahan-bahan	• 285g zucchini parut, ujung-ujungnya dibuang • 1 sdm dill segar, dicincang halus • 1⅓ cangkir almond bubuk • 1 sdt garam laut • Sejumput merica		
	• 285g daging sapi berlemak dicincang • 1 bawang bombay, dicincang halus • 3 butir telur	• 285g daging sapi berlemak dicincang • 1 bawang bombay, dicincang halus • 2 butir telur	• 285g daging sapi berlemak dicincang • 2 bawang bombay, dicincang halus • 1 butir telur
Petunjuk Penyajian	• Panaskan oven kipas sampai 350°F • Di dalam mangkuk, campurkan semua bahan bersama-sama sampai tercampur dengan baik • Gulung campuran zucchini menjadi bola 4cm dan tempatkan ke nampan ovenproof/tahan oven yang dialasi kertas roti. • Panggang bola tersebut ke dalam oven selama 25-35 menit atau sampai bola berwarna kecokelatan dan matang. • Keluarkan dari oven dan sajikan.		

Fakta Kandungan Gizi

Kalori	58	72	69
Lemak	2.7g	6.8g	5.4g
Kabohidrat	3.2g	5.2g	4.9g
Protein	5.1g	7.36g	5.9g

Waktu persiapan: 40 menit   Porsi: 6-8

Gigitan Ikan

	Tipe Protein	Tipe Campuran	Tipe Karbohidrat
Bahan-bahan	• 1 wortel sedang, diparut • 1 sdm minyak • 1 sdt garam laut • Sejumput merica		
	• 425g salmon kaleng, di asinkan, dikeringkan • 1 bawang bombay kecil, di cincang halus • 2 butir telur • 1 cup (150g) ubi jalar dipotong dadu	• 425g salmon/tuna kaleng, diasinkan, dikeringkan • 1 bawang bombay kecil, di cincang halus • 1 butir telur • 1½ cup (225g) ubi jalar dipotong dadu	• 425g tuna kaleng, diasinkan, dikeringkan • 2 bawang bombay kecil, di cincang halus • 1 butir telur • 1½ cup (225g) ubi jalar dipotong dadu
Petunjuk Penyajian	• Panaskan oven kipas sampai 350°F • Rebus ubi jalar di dalam panci dengan air sampai lembut. Buang semua air dan hancurkan dengan garpu. Ubi lembut tersebut akan menjadi sangat kering. • Di dalam mangkuk, menggabungkan semua bahan dengan baik. • Bentuk campuran tuna menjadi bola 4cm dan tempatkan ke atas loyang tahan oven/oven proof yang di alasi dengan kertas roti. • Tempatkan loyang di dalam oven dan panggang selama 25 menit. • Sajikan hangat atau dingin, dengan atau tanpa saus cabai secukupnya.		

Fakta Kandungan Gizi

Kalori	260	269	271
Lemak	8.9g	10.1g	10.1g
Kabohidrat	12g	12g	8g
Protein	21.5g	28.5g	28.5g
Waktu persiapan: 30 menit Porsi: 6-8			

Chip Ketela Ungu dan Asparagus

	Tipe Protein	Tipe Campuran	Tipe Karbohidrat
Bahan-bahan	• 1 ubi jalar ungu kecil/sedang, dicuci dan diiris tipis menjadi sepanjang jari • 1 ikat asparagus, potong tombaknya/batang menjadi tiga bagian • Garam laut		
	• 1 sdm minyak kelapa	• ¼ sdm minyak kelapa	• ½ sdm minyak kelapa
Petunjuk Penyajian	• Panaskan oven kipas sampai 350°F • Tempat irisan ubi jalar dan asparagus pada loyang oven yang dilapisi dengan kertas roti. • Tempatkan sedikit minyak kelapa di atas sayuran, diikuti dengan taburan garam • Tempat di dalam oven dan panggang selama 20-25 menit. Aduk sesekali jika diperlukan sampai ubi jalar telah menjadi sedikit renyah dan asparagus menjadi matang.		

Fakta Kandungan Gizi

Kalori	187	184	180
Lemak	4g	3.8g	3.1g
Kabohidrat	41g	41g	40.6g
Protein	6g	6g	5.3g
Waktu persiapan: 30 menit	Porsi: 2-4		

Krispi Sayuran

	Tipe Protein	Tipe Campuran	Tipe Karbohidrat
Bahan-bahan	<ul><li>1 terung sedang, dipotong menjadi irisan 3-6mm</li><li>2 zucchini sedang, dipotong diagonal menjadi irisan 3-6mm</li><li>2 kohlrabi sedang, dikupas, dibelah dua dan dipotong menjadi irisan 3-6mm</li><li>1 jicama sedang, dikupas dan dipotong menjadi irisan 3-6mm</li><li>1 cup kacang buncis, patahkan dan dibelah dua</li><li>1 sdm minyak biji anggur atau zaitun</li><li>2 sdt kecap kedelai tamari</li></ul>		
Petunjuk Penyajian	<ul><li>Potong terong terlebih dahulu. Beberapa terong besar mungkin terasa pahit, jadi aduk irisan terung dengan 1 sdt garam, kemudian biarkan sambil menyiapkan sayuran lainnya, garam akan menarik keluar cairan pahitnya. Bilas cairan asinnya dan keringkan.</li><li>Tempatkan irisan sayuran kering yang sama ukurannya di dalam mangkuk besar. Tuangkan minyak dan kecap tamari di atas irisan sayuran, aduk agar terlapisi dengan rata.</li><li>Tempatkan irisan tersebut di atas kasa dehidrator atau di atas loyang kue yang diolesi dengan minyak. Keringkan pada suhu 110°F. Selama 4-8 jam atau pada pengaturan terendah dari oven selama 3-4 jam, sampai sayuran menjadi kering dan renyah, kasar atau renyah kenyal. Zucchini atau irisan yang lebih tebal mungkin memerlukan waktu 7-10 jam di dehidrator.</li><li>Dinginkan. Pindahkan ke dalam wadah/botol yang tertutup dengan rapat. Simpan pada suhu kamar selama 3-4 minggu.</li></ul>		

Fakta Kandungan Gizi

Kalori	85
Lemak	2g
Kabohidrat	16g
Protein	3g
Waktu persiapan: 20 menit	Porsi: 8

Kacang Jahe Manis

	Tipe Protein	Tipe Campuran	Tipe Karbohidrat
Bahan-bahan	• ¼ cup (57g) mentega organik mentah • 1/3 cup (80ml) kecap tamari • 2 sdt bubuk jahe • ¼ sdt pasta wasabi Jepang pedas, jika diinginkan • 2 cup (250g) kenari organik • 1 cup kacang macadamia mentah atau kacang mete • 1 cup (145g) almond organik atau pecan		
Petunjuk Penyajian	• Panaskan oven sampai 300°F mentega cair di dalam panci kecil di atas api kecil. • Campur kecap, jahe dan pasta wasabi ke dalam mangkuk kecil. • Sebarkan kacang di nampan kue atau loyang berukuran 23cmx33cm. Tuang mentega dan aduk untuk melapisinya. Panggang selama sekitar 15 menit. • Pindahkan dari oven. Aduk dalam campuran kedelai dan jahe. Kembalikan ke dalam oven dan panggang selama sekitar 10 menit lagi. Keluarkan dari oven. Berhenti. Sekarang, biarkan dingin sebelum anda menyantapnya. • Diamkan pada suhu kamar untuk mendinginkannya. Simpan dalam wadah tertutup. • Gunakan dalam beberapa hari, seolah-olah itu akan bermasalah.		

Fakta Kandungan Gizi

Kalori	59
Lemak	6g
Kabohidrat	1g
Protein	1g
Waktu persiapan: 10 menit Porsi: 2-4	

Kulit Sayuran

	Tipe Protein	Tipe Campuran	Tipe Karbohidrat
Bahan-bahan	• 4 cup bubur (diblender) sayuran yang sedikit dikukus, atau gazpacho atau sup sayuran segar tanpa susu lainnya yang diblender		
Petunjuk Penyajian	• Untuk mengeringkan kulit sayuran di dalam dehidrator makanan: tuangkan sekitar 4 cup sayuran segar yang dihaluskan ke dalam loyang yang dibungkus plastik atau loyang yang dilapisi Teflon. • Keringkan pada suhu 135°F selama 5-8 jam sampai agak mengkilap dan tidak lagi lengket. Keluarkan, dinginkan dan bagi menjadi empat bagian. Gulung dan bungkus rapat. Simpan di tempat yang kering. • Untuk mengeringkan kulit sayuran di oven: olesi loyang kue dengan sedikit minyak kelapa dan tuang 3-4 cup pure/bubur sayuran tebal atau sup merata di atas permukaan, sedikit lebih tebal di bagian tepinya. • Putar oven ke pengaturan terendah mungkin dan keringkan sayuran sampai kering seperti yang dijelaskan di atas. Ketika selesai, keluarkan, dinginkan dan potong menjadi potongan-potongan yang diinginkan. Gulung dan bungkus erat. SImpan di tempat yang kering.		

Fakta Kandungan Gizi

Kalori	25
Lemak	0g
Kabohidrat	4.5g
Protein	0g
Waktu persiapan: 15 menit Porsi: 8	

Krim Kacang

	Tipe Protein	Tipe Campuran	Tipe Karbohidrat
Bahan-bahan	• 1 cup kacang mete mentah atau almond mentah tanpa kulit, organik, jika memungkinkan • ½ cup (237ml) air dingin disaring • 1 sdt madu atau ¼ pkt SteviaPlus pemanis alternatif		
Petunjuk Penyajian	• Haluskan kacang mete, air dingin, dan pemanis dalam wadah blender pada kecepatan tinggi sampai halus dan lembut. • Dinginkan. Sajikan porsi kecil 2-3 sdm sebagai pudding atau 1 sdm sebagai topping sebagai krim kocok untuk buah atau makanan penutup. Simpan dalam wadah yang tertutup rapat. • Dinginkan dan gunakan tidak lebih dari 2 hari		

Fakta Kandungan Gizi

Kalori	82
Lemak	7g
Kabohidrat	4g
Protein	3g

Waktu persiapan: 5 menit   Porsi: 4

Halvah Cepat Saji

	Tipe Protein	Tipe Campuran	Tipe Karbohidrat
Bahan-bahan	• ¼ pecan, walnut, almond atau kacang mede mentah • ¼ cup (40g) cranberry atau blueberry kering • ¼ cup (19g) parutan kelapa tanpa pemanis yang kering atau segar • ¼ cup vanilla rasa whey bubuk • ¼ cup mete mentah atau mentega wijen • 2 sdt santan atau krim mentah		
Petunjuk Penyajian	• Di dalam blender atau wadah mangkuk food processor, tambahkan kacang-kacangan mentah dan buah kering, kelapa kering, bubuk whey dan mentega mete. Proses sampai kacang menjadi halus. Dengan spatula karet, ambil campuran dari bawah wadah. • Tambahkan santan dan proses hanya sampai campuran masuk bersama-sama. Ambil dengan sendok menjadi bola-bola, setengah bulat atau tekan ke dalam panci kecil dan dipotong menjadi bentuk segitiga atau berlian. • Anda dapat menyajikannya dengan segera atau taburi dengan parutan kelapa.		

Fakta Kandungan Gizi

Kalori	81
Lemak	4g
Kabohidrat	11g
Protein	1g
Waktu persiapan: 5 menit Porsi: 8	

Daftar belanja: Tipe Protein

DAGING
- ☐ Sapi
- ☐ Bison
- ☐ Ayam (daging gelap)
- ☐ Bebek
- ☐ Telur
- ☐ Kambing
- ☐ Domba
- ☐ Hati
- ☐ Sumsum
- ☐ Ayam pegar
- ☐ Daging babi
- ☐ Burung puyuh
- ☐ Kelinci
- ☐ Iga
- ☐ Pankreas
- ☐ Kalkun (daging gelap)
- ☐ Daging sapi muda
- ☐ Daging rusa
- ☐ Binatang buruan

MAKANAN LAUT
- ☐ Abalon
- ☐ Ikan Teri
- ☐ Ikan Char Kutub Utara
- ☐ Kaviar
- ☐ Kerang
- ☐ Kepiting
- ☐ Udang karang
- ☐ Ikan Haring
- ☐ Lobster
- ☐ Makarel
- ☐ Remis
- ☐ Gurita
- ☐ Tiram
- ☐ Ikan salmon
- ☐ Ikan sarden
- ☐ Kerang kipas
- ☐ Udang
- ☐ Cumi-cumi
- ☐ Tuna, gelap

SUSU
- ☐ Telur
- ☐ Keju
- ☐ Keju cottage/lembut
- ☐ Kefir
- ☐ Yogurt

SAYURAN
- ☐ Artichoke
- ☐ Asparagus
- ☐ Wortel
- ☐ Kembang kol
- ☐ Seledri
- ☐ Jamur
- ☐ Kacang polong/kapri/ercis
- ☐ Bayam
- ☐ Kacang panjang
- ☐ Labu musim dingin/winter squash

BUAH
- ☐ Apel (hijau)
- ☐ Alpukat
- ☐ Banana (ujung hijau)
- ☐ Kelapa
- ☐ Zaitun
- ☐ Pear (belum matang)

MINYAK / LEMAK
- ☐ Mentega
- ☐ Santan kelapa
- ☐ Minyak Kelapa
- ☐ Minyak hati ikan kod
- ☐ Krim
- ☐ Minyak tubuh ikan
- ☐ Minyak rami
- ☐ Ghee
- ☐ Minyak zaitun
- ☐ Minyak kenari

BUAH / BIJI
- ☐ Almond
- ☐ Kacang Brasil
- ☐ Jambu mete
- ☐ Biji rami
- ☐ Kacang Macadamia
- ☐ Kacang tanah
- ☐ Pecan/pikan
- ☐ Pistachio/pistasi
- ☐ Biji labu
- ☐ Biji wijen
- ☐ Biji bunga matahari
- ☐ Kenari

Daftar belanja: Tipe Karbohidrat

GAGING

Hanya sesekali
daging merah tanpa
lemak atau membatasi
sepenuhnya
- [ ] Dada ayam
- [ ] Ayam Cornish liar
- [ ] Ham
- [ ] Daging babi, tanpa
  lemak
- [ ] Dada kalkun

SEAFOOD/MAKANAN LAUT
- [ ] Lele
- [ ] Kod
- [ ] flounder
- [ ] haddock
- [ ] halibut
- [ ] bertengger
- [ ] scrod
- [ ] tunggal
- [ ] trout
- [ ] tuna (putih)
- [ ] turbot

SUSU

Pilih yang rendah
lemak
- [ ] Keju
- [ ] keju cottage
- [ ] kefir
- [ ] susu

- [ ] yoghurt
- [ ] telur

SAYURAN
- [ ] bit
- [ ] bit hijau
- [ ] brokoli
- [ ] brussels sprout/
  kubis brussels
- [ ] kubis
- [ ] chard
- [ ] collard
- [ ] jagung
- [ ] mentimun
- [ ] terong
- [ ] bawang putih
- [ ] kale
- [ ] sayuran hijau
- [ ] okra
- [ ] bawang bombay
- [ ] peterseli
- [ ] ubi
- [ ] paprika
- [ ] kentang
- [ ] labu kuning
- [ ] lobak
- [ ] rutabaga
- [ ] daun bawang
- [ ] labu spaghett;i
- [ ] kecambah
- [ ] Summer squash
- [ ] ubi jalar
- [ ] tomat

- [ ] lobak
- [ ] selada air
- [ ] ubi rambat/yam
- [ ] labukuning
- [ ] zucchini

BUAH
- [ ] apple
- [ ] aprikot
- [ ] berry
- [ ] ceri
- [ ] jeruk
- [ ] anggur
- [ ] melon
- [ ] persik
- [ ] pir
- [ ] nanas
- [ ] plum
- [ ] tomat
- [ ] tropis

MINYAK/LEMAK

Gunakan sedikit
- [ ] Mentega
- [ ] Santan kelapa
- [ ] Minyak Kelapa
- [ ] Minyak hati ikan kod
- [ ] Krim
- [ ] Minyak tubuh ikan
- [ ] Minyak rami
- [ ] Ghee
- [ ] Minyak zaitun
- [ ] Minyak kenari

Kata-kata penutup

Ini bukanlah permasalahannya namun bagaimana anda menanganinya adalah hal yang penting!

Nutrisi memang merupakan obat yang benar-benar mujarab di dalam kehidupan. Makanan yang anda makan benar-benar memiliki kekuatan untuk menentukan jenis kehidupan yang anda akan terima. Diet anda memiliki kekuatan penyembuhan intrinsik untuk memerangi kelainan tulang belakang yang menakutkan seperti skoliosis, yang benar-benar mengancam cara anda melihat dan bahkan merasakan.

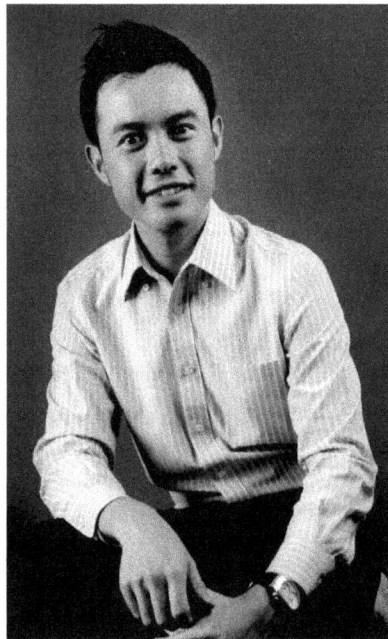

Menurut definisi utamanya, skoliosis merupakan semua tentang ketidakseimbangan, sebuah penyimpangan bentuk asli dari alam.

Ketika tulang belakang kita mulai kehilangan bentuk alaminya, kurva skoliotik akan merembes, membawa semua ketidaknyamanan dan rasa sakit bersama dengannya.

Para ilmuwan dan orang yang berwenang di bidang tersebut sangat setuju bahwa terdapat cara yang telah teruji di mana kita dapat mengembalikan keseimbangan alam dengan halus, menggunakan langkah-langkah holistik dan nutrisi. Hanya mengacu pada buku saya "Program Pencegahan dan Penyembuhan Skoliosis untuk Anda" untuk mengetahui bagaimana anda bisa mendapatkan alat-alat alami untuk membantu anda menang di dalam perang salib anda! Kesimpulannya, langkah-langkah holistik ini merupakan solusi jangka panjang untuk skoliosis. Penelitian menunjukkan bagaimana obat-obatan dan bahkan operasi hanya merupakan langkah-langkah sementara yang hanya mungkin untuk menangani gejala skoliosis, seperti nyeri, kelengkungan yang abnormal dan ketidaknyamanan. Namun tidak akan dapat menyelesaikan ketidakseimbangan sebenarnya di balik deformitasnya.

Milikilah keyakinan pada kekuatan yang melekat di dalam makanan anda untuk menyembuhkan anda. Ikuti setiap pedoman dalam buku ini dengan seksama untuk mendapatkan hasil yang terbaik. Mengetahui bahwa gen anda berbeda, yang juga menentukan tingkat dan sifat skoliosis yang anda miliki. Apa yang sesuai untuk orang lain yang menderita skoliosis mungkin tidak tepat bagi anda. Tuluslah dalam upaya anda untuk mengetahui tipe metabolik anda sendiri. Berpikir keras pada pertanyaan sebelum menjawabnya. Anda bahkan dapat beristirahat selama satu jam, atau bahkan sehari sebelum anda memilih jawaban yang tepat untuk pertanyaan-pertanyaan tertentu. Menganalisis dan mengamati kebiasaan makan anda dan apa yang setiap kelompok makanan lakukan terhadap anda. Setelah anda memiliki jawaban untuk tipe metabolisme individu anda, terimalah putusan tersebut dan rencanakan menu anda sendiri.

Seperti yang anda pasti telah lihat, terdapat bahan-bahan tertentu yang saya telah kategorikan untuk berbagai tipe metabolisme. Ikuti spesifikasi tersebut untuk mempersiapkan makanan anda dengan tujuan untuk hasil yang terbaik.

Berbagai resep yang terkandung di dalam 'Buku Masakan untuk Penyembuhan Skoliosis Anda' diciptakan untuk menginspirasi anda terhadap kebiasaan makan yang lebih baik untuk tulang belakang dan tubuh anda. Anda dapat dengan mudah menjelajahi resep lain dan bahkan melakukan percobaan anda sendiri; satu-satunya batasan adalah imajinasi anda sendiri. Ketika anda dalam perjalanan untuk mendapatkan kesehatan tulang belakang yang lebih baik silahkan menggunakan sumber lainnya seperti, DVD "OLahraga untuk Pencegahan dan Perbaikan Skoliosis" dan sumber pendamping "Jurnal Perawatan Skoliosis Naturan Anda" untuk meningkatkan peluang keberhasilan anda. Untuk informasi lebih lanjut, silahkan log on ke www.HIYH.info di mana anda akan menemukan saran, artikel dan update gratis dari saya.

Seperti biasanya, jika anda memiliki pertanyaan atau permasalahan, ketahuilah bahwa saya selalu ada sebagai teman, dokter dan panduan anda. Sebagai seseorang yang telah berjalan di jalan tersebut, saya mengerti kekhawatiran anda dan saya di sini untuk memberikan semua jawaban yang anda butuhkan. Yang harus anda lakukan hanyalah berkomunikasi!

Anda dapat menghubungi saya di: scoliosis.feedback@gmail.com

Semoga anda mendapatkan yang terbaik untuk kesehatan, kebahagiaan dan pemulihan skoliosis anda dengan sangat cepat!

Dr Kevin Lau D.C.

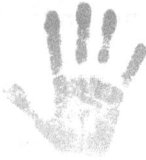

DVD Olahraga untuk Pencegahan dan Perbaikan Skoliosis

merupakan hasil seleksi seksama atas latihan-latihan fisik yang bisa Anda lakukan untuk membalikkan skoliosis di tengah kenyamanan rumah Anda.

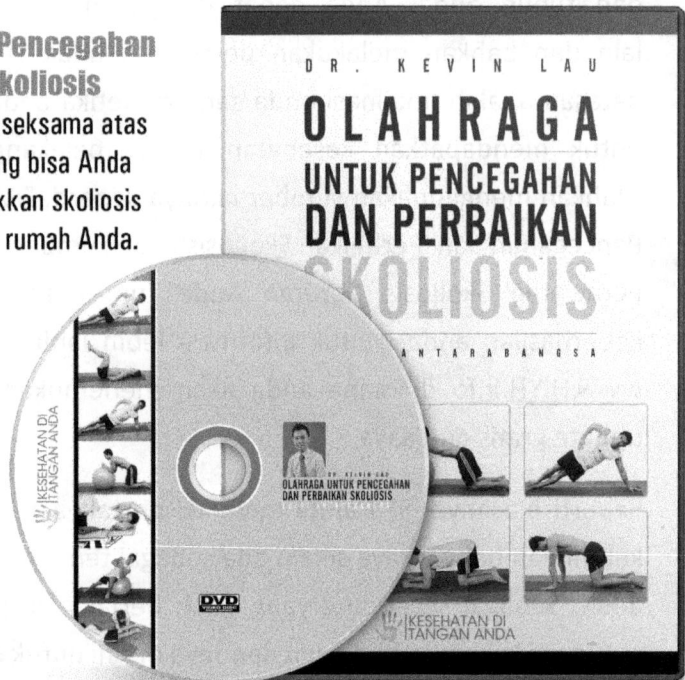

DR. KEVIN LAU

OLAHRAGA

UNTUK PENCEGAHAN
DAN PERBAIKAN

SKOLIOSIS

ANTARABANGSA

Terbagi ke dalam tiga bagian yang mudah dicerna, DVD ini akan menghantar Anda melewati berbagai langkah untuk mulai membangun kembali dan menjadikan tulang belakang Anda kembali seimbang. Bagian-bagian yang komprehensif mencakup segalanya, mulai dari Peregangan Penyeimbangan Tubuh untuk Membangun Poros Tubuh Anda dan sejumlah Olahraga Penjajaran Tubuh yang telah dirancang dan dipilih secara cermat oleh dr. Kevin Lau.

Bagi siapa pun yang menderita skoliosis, keuntungan utama dari DVD ini adalah:

- Menyajikan enam puluh-menit pengembangan ringkas atas buku dr. Lau dengan judul yang sama, Program Pencegahan dan Penyembuhan Skoliosis untuk Anda.

- Bagian Penyeimbangan Tubuh dalam DVD menjabarkan secara terperinci teknik peregangan yang benar untuk pengidap skoliosis guna menghilangkan kekakuan.

- Bagian Membangun Poros Tubuh menitikberatkan penguatan otot yang memberikan tulang belakang Anda stabilitas.

- Olah Raga Penjajaran Tubuh akan memperbaiki secara menyeluruh kesejajaran tulang belakang Anda.

- Semua latihan fisik yang merupakan bagian penting di dalam DVD cocok untuk rehabilitasi pra- dan pasca-operasi skoliosis.

- Aman, bahkan bagi mereka yang sedang kesakitan.

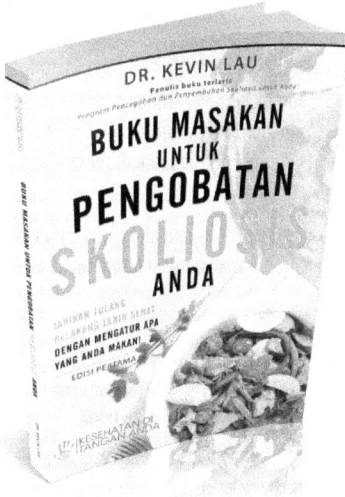
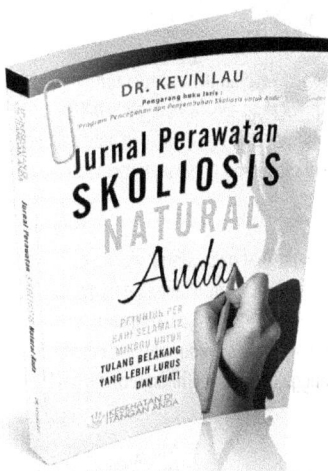

Operasi

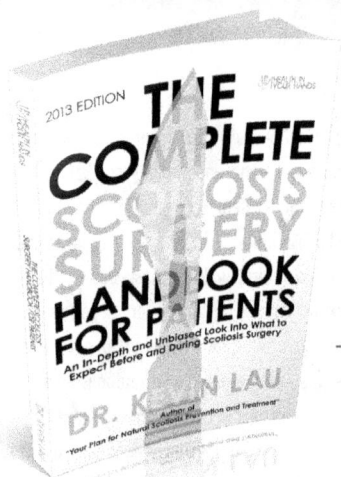

An In-Depth and Unbiased Look Into What to Expect Before and During Scoliosis Surgery

Scoliosis surgery doesn't have to be a daunting, problematic and anxiety-ridden experience. In fact, with the proper information, advice and knowledge you can have the ability to make confident and informed decisions about the best and most suitable treatment options.

Dr. Kevin Lau's latest book will help you to discover current and crucial information that will guide you in making informed decisions about your future spinal health.

You will:

- **Learn more about the details of scoliosis surgery** – Including understanding components of the surgery itself such as why the rods put inside in your body during surgery (fusion) are meant to remain there.
- **Uncover the sobering facts** – For instance, you will learn that after surgery, there is a chance you may not return to full normalcy, in appearance or in activity level.
- **Discover** the factors that determine your long-term prognosis, including detailed case studies.
- **Learn** how to properly evaluate the risks associated with the many types of scoliosis surgery.
- **Get great tips** on how to afford your surgery and how to choose the best time, place and surgeon for your needs.
- **Discover** over 100 illustrations to help make it as easy to read and understand.

Kehamilan

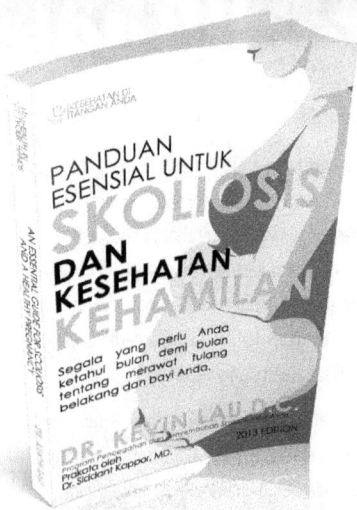

Segala yang perlu Anda ketahui bulan demi bulan tentang merawat tulang belakang dan bayi Anda.

"Panduan Esensial untuk Skoliosis dan Kesehatan Kehamilan" merupakan panduan bulan demi bulan yang mencakup segala yang perlu diketahui tentang perawatan tulang belakang dan bayi Anda. Buku ini mendukung dan memperkuat perasaan Anda di sepanjang perjalanan mempesona Anda menuju kelahiran bayi sehat Anda.

Buku ini menyediakan jawaban dan nasihat pakar untuk wanita hamil yang menderita skoliosis. Penuh dengan informasi untuk mengatasi gejolak fisik dan emosi kehamilan selama skoliosis. Sejak mengandung hingga melahirkan dan seterusnya, panduan ini akan menuntun Anda menjadi seorang ibu yang bahagia dan bangga dengan kelahiran seorang bayi baru yang sehat.

ScolioTrack

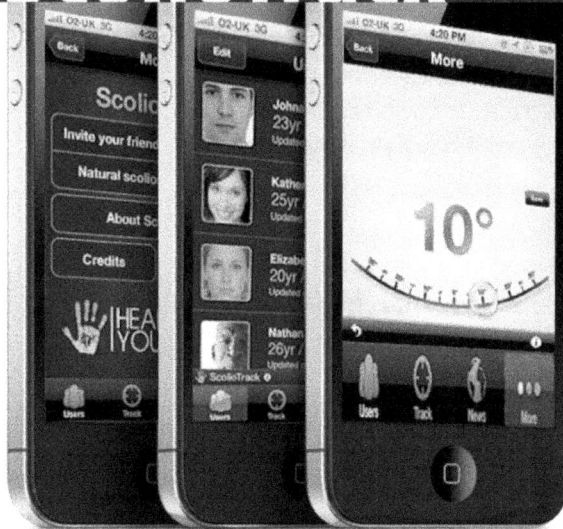

ScolioTrack merupakan cara aman dan inovatif untuk melacak keadaan skoliosis seseorang bulan demi bulan dengan menggunakan meteran akselerator iPhone sebagaimana dokter melakukannya dengan skoliometer. Skoliometer adalah alat yang digunakan untuk memperkirakan besarnya lengkungan pada spina seseorang dan dapat juga digunakan sebagai alat bantu selama proses pendeteksian, atau sebagai tindak lanjut terhadap skoliosis, suatu kelainan bentuk spina karena spina melengkung secara abnormal.

Unduh di App Store **DAPATKAN DI Google play**

Keistimewaan Program

- Dapat digunakan oleh banyak pengguna dan data mereka dapat disimpan dengan aman dalam iPhone untuk pemeriksaan mendatang
- Melacak dan menyimpan ukuran Sudut Rotasi Poros Spina (Angle of Trunk Rotation, ATR), suatu ukuran kunci dalam mendeteksi dan merencanakan terapi terhadap skoliosis

- Melacak tinggi dan berat badan ideal remaja yang sedang bertumbuh dan mengidap skoliosis atau orang dewasa yang peduli terhadap kesehatan
- Perkembangan skoliosis ditunjukkan dalam grafik sehingga perubahannya bulan demi bulan dapat diamati dengan mudah.
- Menampilkan umpan berita terbaru tentang skoliosis agar pengguna tetap mendapatkan info terbaru

Skoliometer

Telah hadir pemindai skoliosis mutakhir : Aplikasi skoliometer

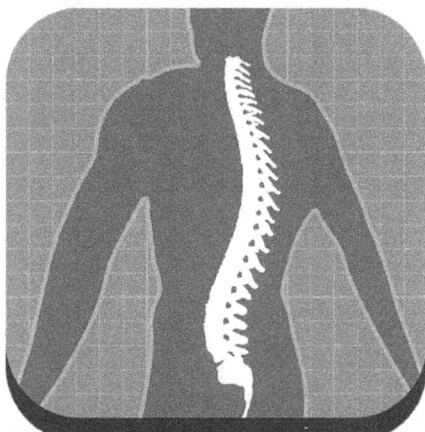

Skoliometer adalah perangkat bermanfaat dan berinovasi tinggi bagi para professional di bidang medis, para dokter dan siapa saja yang ingin melakukan pemeriksaan skoliosis di rumah. Kami persembahkan perangkat yang selalu tersedia, memiliki tingkat akurasi yang tinggi namun dengan harga yang lebih terjangkau. Para dokter dan professional di bidang medis yang mencari sebuah metode yang sederhana, cepat dan sempurna untuk mengukur pembengkokan pada tulang belakang dapat beralih menggunakan perangkat ini. Sebelumnya para dokter menggunakan skoliometer sebagai alat efektif untuk mengukur skoliosis selama bertahun-tahun, dan sekarang Anda dapat melakukannya dengan smartphone.

Untuk informasi yang lebih lanjut tentang DVD, ScolioTrack atau buku kunjungi: www.HIYH.info

Gunakan perangkat seluler Anda untuk mengukur skoliosis dengan aplikasi skoliometer digital.

Unduh di App Store **DAPATKAN DI Google play**

Ikuti Kami

Tetaplah terhubung dengan semua tips kesehatan, berita dan pembaruan terbaru dari Dr. Lau melaluhi situs media sosial berikut. Bergabunglah dengan halaman Kesehatan Di Tangan Anda di Facebook agar memiliki kesempatan mengajukan pertanyaan kepada Dr Kevin Lau tentang buku, pertanyaan umum tentang skoliosis, Aplikasi iPhone yang disebut ScolioTrack dan Scoliometer atau DVD latihan scoliosis:

facebook. https://www.facebook.com/Skoliosis.id

You Tube www.youtube.com/DrKevinLau

Blogger www.DrKevinLau.blogspot.com

twitter www.twitter.com/DrKevinLau

Linked in http://sg.linkedin.com/in/DrKevinLau

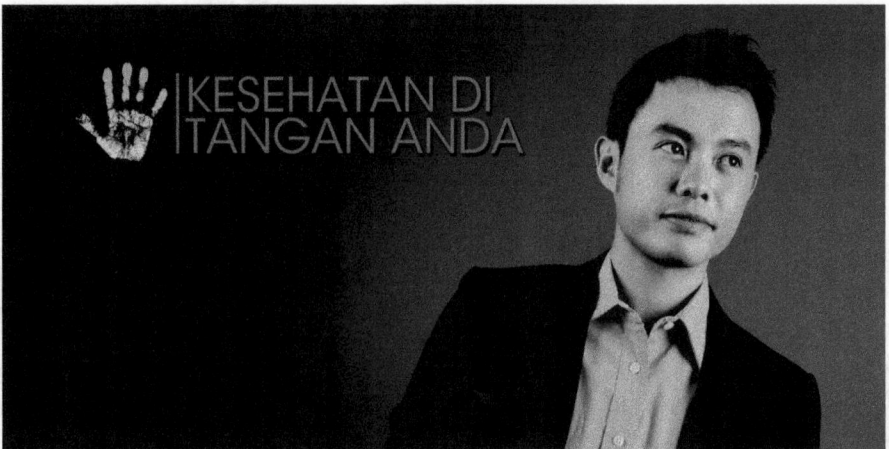

KESEHATAN DI TANGAN ANDA

www.ingramcontent.com/pod-product-compliance
Lightning Source LLC
Chambersburg PA
CBHW072303210326
41519CB00057B/2606